こんな歯科衛生士がほしかった!

インプラント術中アシスト
ベーシックテクニック

[監著]
中島 康

[著]
谷澤恵美
中尾友香
松浦美樹
康永友香

[協力]
丸橋理沙

クインテッセンス出版株式会社　2018
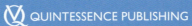
Berlin, Barcelona, Chicago, Istanbul, London, Milan, Moscow, New Delhi, Paris, Prague, São Paulo,
Seoul, Singapore, Tokyo, Warsaw

序文

　皆さんはインプラント手術のアシスタントワークを楽しく行っていますでしょうか? 嫌な仕事をストレスをもって行うことは、大変不幸なことになります。積極的に取り組めば、大変やりがいのある仕事です。
　インプラントにおけるアシスタントワークはインプラント手術を行うために絶対欠かせません。そのためには積極的に手術にかかわり、周囲の状況を判断し、術者をサポートすることが重要です。また患者さんの状況にも配慮し、ていねいな気遣いが必要です。それゆえにチームワークのとれたアシスタントは術者から重宝されるのです。もしそうでなければ、勇気をもって術者と話し合うことも大切です。術者もそれを望んでいるかもしれません。チームワークを確立するためには、コミュニケーションが必須です。

●

　アシスタントワークが上手になると、患者さんにも恩恵を与えることができます。
　まず、安全な手術を行うことができます。手術手順を理解することで危険なタイミングを知っていれば慎重に対応でき、危険領域への認識があれば急ブレーキをかけてリスクを回避できます。
　次に、アシスタント次第で低侵襲な手術を患者さんに提供できます。患者さんのデリケートな部分を触っているという認識をもつことで、ていねいな対応になります。やさしすぎていけない、ということはありません。
　さらに、スムーズなアシスタントワークは手術時間を短縮します。早く手術が終われば患者さんへの負担も減り、術者のストレスも減ります。手術の出来栄えは、術者とアシスタントの相互協力によって成り立つのです。

●

　今回、筆者が行っている手術術式について、初心者向けに必要と思われる項目をわかりやすく解説しました。術者によっては異なることもあると思いますが、双方でコミュニケーションをとるためのツールとしてご活用いただければ幸いです。皆さんの職場でのオリジナルなアシスタントワークを確立し、さらに患者さんにやさしく、術者にもストレスのない環境を作り出してください。

2018年1月吉日
監修　中島　康

contents

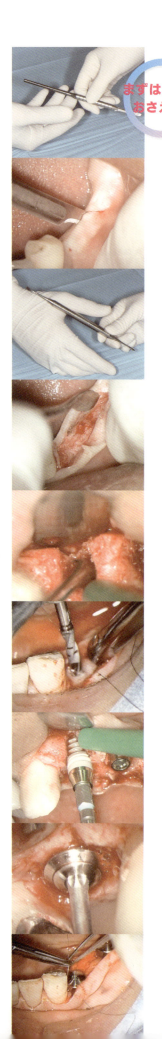

基本のアシスタントワークテクニック ………… 7

まずはココをおさえて!

❶ 術野確保のための術者とアシスタントの基本ポジション ── 8
- 上顎左側の基本ポジション ──────── 8
- 上顎右側の基本ポジション ──────── 9
- 下顎左側の基本ポジション ──────── 10
- 下顎右側の基本ポジション ──────── 11

❷ 器具の受け渡しの基本 ──────── 12
- メス ──────── 12
- 粘膜骨膜剥離子 ──────── 13
- 鋭匙 ──────── 13
- ハンドピース ──────── 14
- ピンセット ──────── 14
- 持針器 ──────── 15
- はさみ ──────── 15

❸ アシスタントがよく使う器具 ──────── 16
- リサキット ──────── 16
- 筋鈎 ──────── 17
- 外科用サクションチップ ──────── 17

❹ こんなアシストでは手術が困難です! ──────── 18
- 右側の頬粘膜がじゃまで縫合しにくい ──────── 18
- 右側の頬粘膜がじゃまで、吸引も不十分で見えにくい ──────── 18
- 排除が不十分なためドリルと頬粘膜が近接! 危険! ──────── 19
- アシスタントの指が術野を遮っている ──────── 19
- 頬側の排除と吸引が不十分 ──────── 20
- 唇側の排除が不十分で、唇がドリルに近接し危険 ──────── 20
- ドリリング中にサクションが術者の視野を遮り危険 ──────── 21
- 頬側の排除が不十分で、メスが頬粘膜に近接し危険 ──────── 21
- 舌排除が不十分で、縫合針が舌に近接して危険 ──────── 22

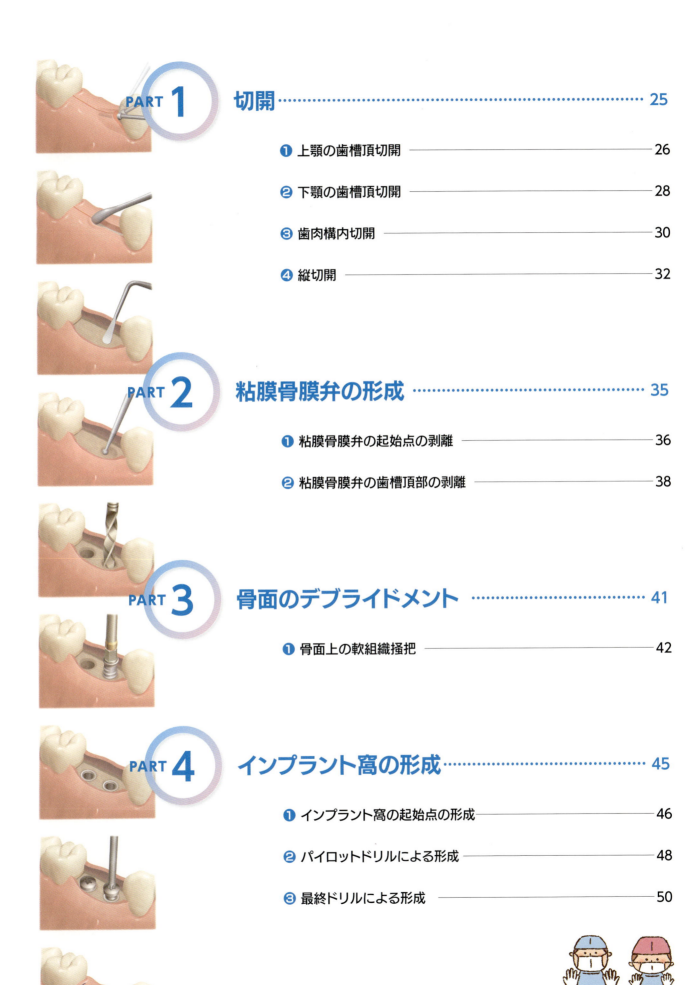

PART 1 切開 ……… 25

1. 上顎の歯槽頂切開 ——— 26
2. 下顎の歯槽頂切開 ——— 28
3. 歯肉溝内切開 ——— 30
4. 縦切開 ——— 32

PART 2 粘膜骨膜弁の形成 ……… 35

1. 粘膜骨膜弁の起始点の剥離 ——— 36
2. 粘膜骨膜弁の歯槽頂部の剥離 ——— 38

PART 3 骨面のデブライドメント ……… 41

1. 骨面上の軟組織掻把 ——— 42

PART 4 インプラント窩の形成 ……… 45

1. インプラント窩の起始点の形成 ——— 46
2. パイロットドリルによる形成 ——— 48
3. 最終ドリルによる形成 ——— 50

contents

PART 5 インプラントの埋入 ……… 53

- ❶ インプラントの挿入 ——— 54
- ❷ インプラントの埋入 ——— 56
- ❸ 予定深度直前の埋入 ——— 57
- ❹ インプラントの埋入後 ——— 58

PART 6 カバースクリュー／ヒーリングアバットメントの装着 ……… 61

- ❶ インプラント内部の封鎖 ——— 62

PART 7 縫合 ……… 65

- ❶ 粘膜骨膜弁の縫合 ——— 66
- ❷ 縫合糸の切断 ——— 68

こんなとき、実は術者は焦っている！ ……だから、優秀な歯科衛生士が不可欠です！

- 炎症があるとインプラント周囲炎のリスクUP！ ——— 23
- 切開による大量の出血！ ——— 34
- 粘膜骨膜剥離子が滑って粘膜を損傷！ ——— 40
- 骨の形態が予想とは違った！ ——— 44
- ドリリングで上顎洞を穿孔！ ——— 52
- インプラントが不潔域に落下！ ——— 59
- カバースクリューが口腔内に落下！ ——— 64
- 縫合後、糸を短く切ってしまった！ ——— 70

まずはココをおさえて！
基本のアシスタントワークテクニック

インプラント手術のアシスタントワークでは、
より的確で迅速な対応が求められます。
特に術野確保においては、術者・患者の負担を左右します。
ここではおさえておきたいアシスタントワークの基本的なことや、
アシスタントが主に用いる器具について解説します。

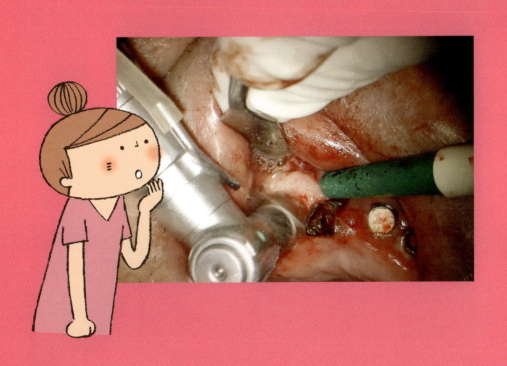

1 術野確保のための術者とアシスタントの基本ポジション

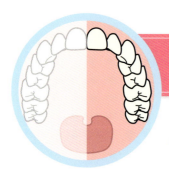

上顎左側の基本ポジション

術者
右手でハンドピースを持つ。左手で粘膜骨膜剥離子を使って頬側の粘膜骨膜弁を挙上する。
（写真では粘膜骨膜弁の挙上は行っていません）

アシスタント
右手で筋鈎を使って頬粘膜を排除、左手でサクションチップを後方に配置する。

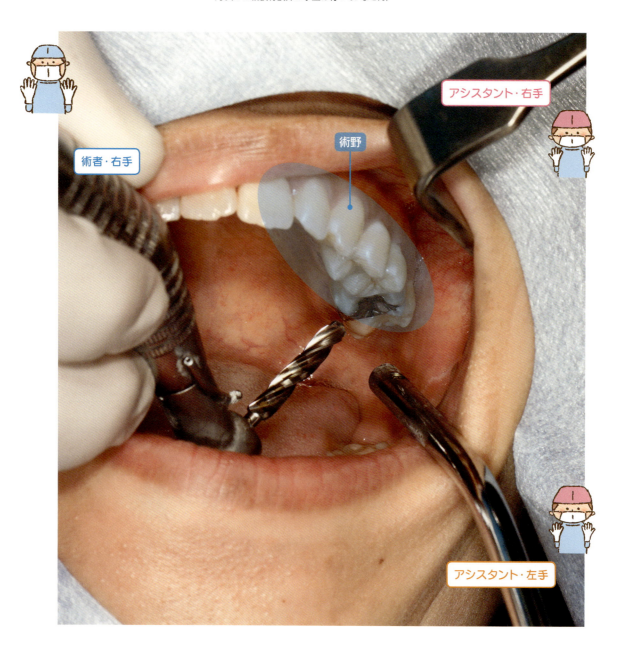

インプラントの手術を行うときには、まず術者が術部をよく見通せることが大切です。よく見えない状況で手術をすることは大変危険です。そんな術者の気持ちを理解してサポートできるのがよいアシストと言えます。術野が確保できれば手術がやりやすく、時間も短縮されます。さらに、患者さんの負担も少なくなり、安全に手術を完結させることができます。

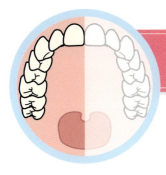

上顎右側の基本ポジション

 術者
右手でハンドピースを持つ。左手で粘膜骨膜剥離子を使って頬側の粘膜骨膜弁を挙上する。
（写真では粘膜骨膜弁の挙上は行っていません）

 アシスタント
右手で筋鈎を使って頬粘膜を排除する。左手でサクションチップを口蓋側に配置する。

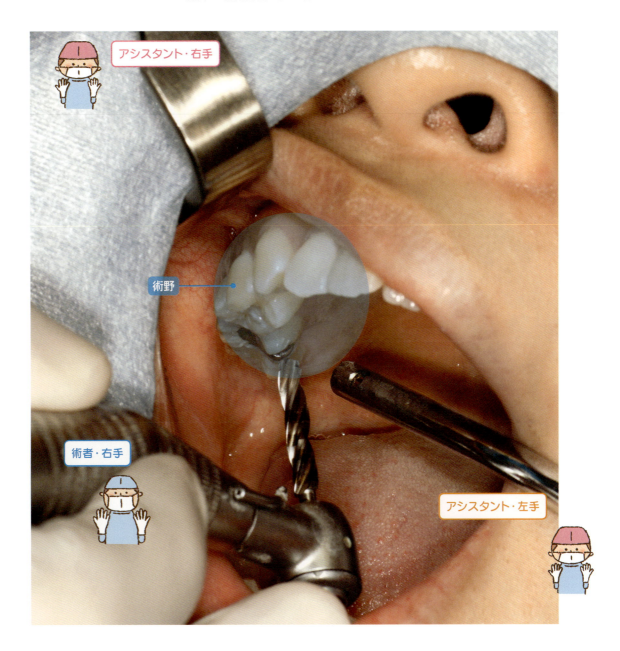

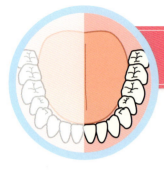

下顎左側の基本ポジション

 術者
右手でハンドピース、左手でミラーを使って舌を排除する。

 アシスタント
右手で筋鈎を使って頬粘膜を排除、または粘膜骨膜剥離子で頬側の粘膜骨膜弁を挙上し、左手でサクションチップを配置する。
（写真では粘膜骨膜弁の挙上は行っていません）

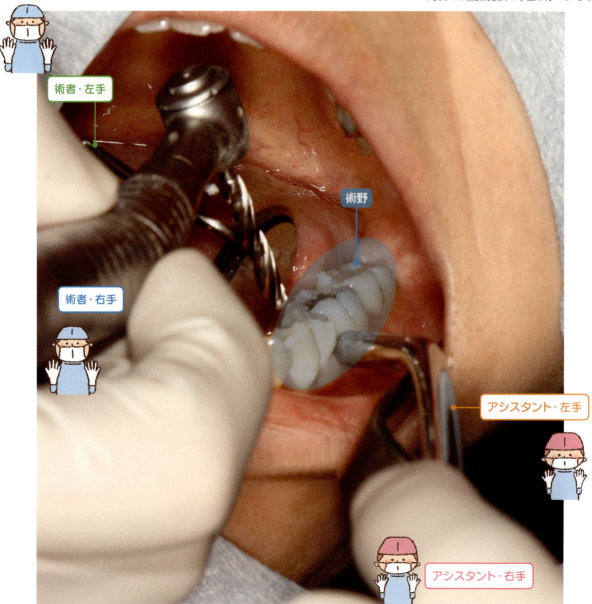

術者・左手　術者・右手　術野　アシスタント・左手　アシスタント・右手

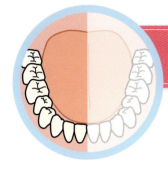

下顎右側の基本ポジション

 術者
右手でハンドピースを持ち、左手で筋鈎を使って頬粘膜を排除する。または粘膜骨膜剥離子で頬側の粘膜骨膜弁を挙上する。
（写真では粘膜骨膜弁の挙上は行っていません）

 アシスタント
ミラーを持つ右手で舌を排除し、その前方に左手でサクションチップを配置する。

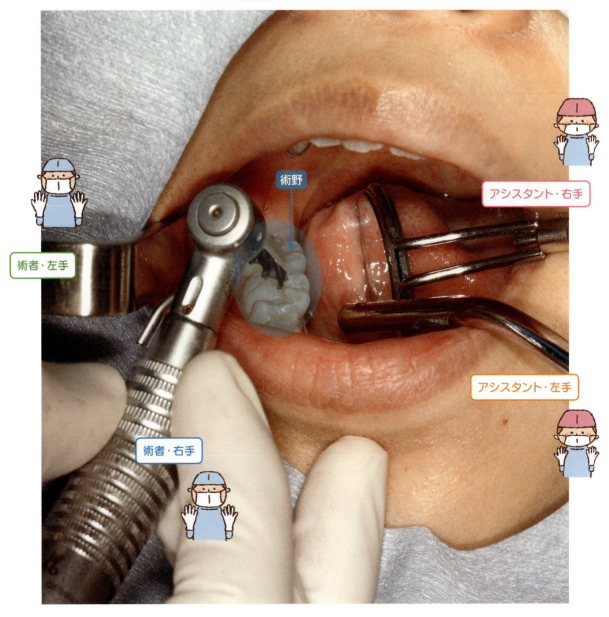

2 器具の受け渡しの基本

インプラント手術で使う器具は刃物ですので、慎重に取り扱う必要があります。しかし術者への器具の受け渡しが適切でなければ、安全性の確保は困難です。また、アシスタント自身も取り扱いに注意します。

メス

メスホルダーに刃をつけた状態で術者に手渡します。術者が手術に集中しているときには、ペングリップになるように手渡しすると持ち替えることがなく、スピーディーになります。

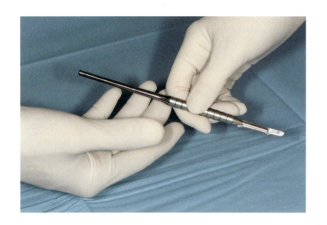
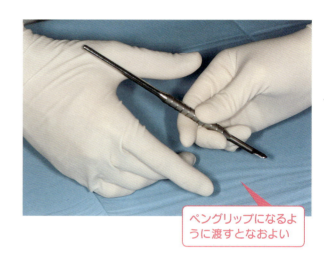

ペングリップになるように渡すとなおよい

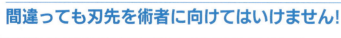

間違っても刃先を術者に向けてはいけません!

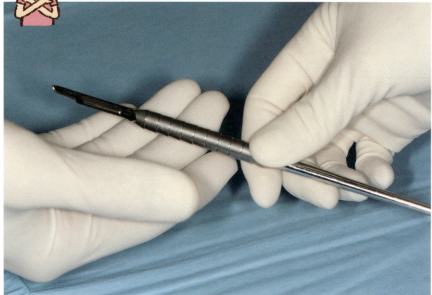

粘膜骨膜剥離子

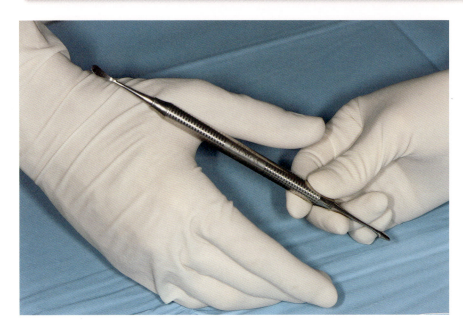

手術の順番に合わせると、まずは先の尖った方が手前になるように手渡してください。

鋭匙

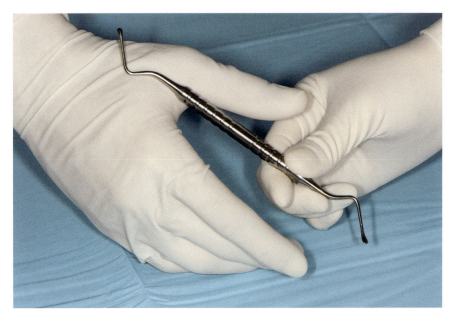

先端の向きが異なるので、どの骨面を搔爬するのかで渡す向きが変わります。

ハンドピース

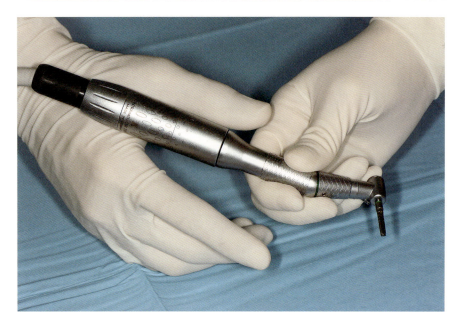

ハンドピースに必要なドリルをセットして手渡してください。その際はドリルが下向きになるようにします。ドリルが確実にセットされていないと落下してしまうので注意します。

ピンセット

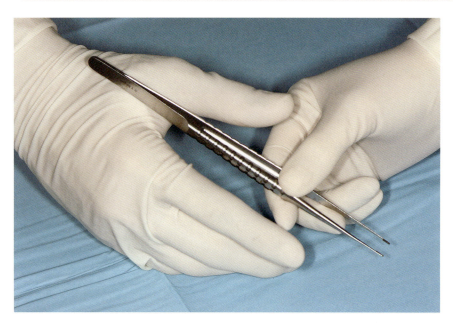

先端を手前にして手渡してください。また曲のタイプを手渡すときは、曲がっている方を下に向けます。

持針器

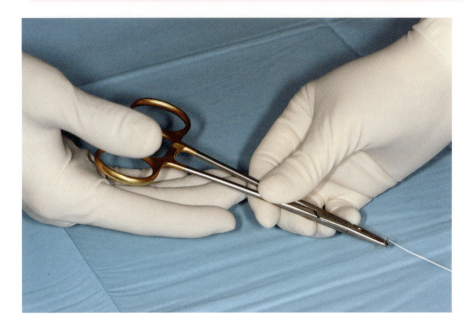

持針器の先端に針を装着して手渡してください。縫合する部位、方向により針の方向は変わります。

はさみ

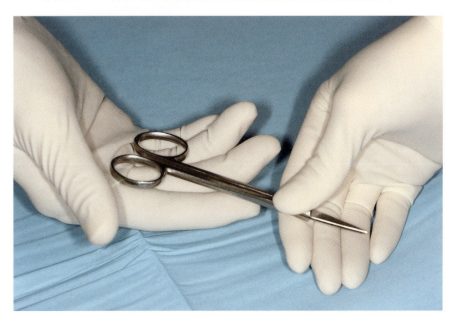

先端を手前にして、手渡してください。

3 アシスタントがよく使う器具

インプラント手術を行う際は、アシスタントの手が足りないことがよくあると思います。場合によっては器械出しも兼ねることもあります。もし第二アシスタントがいれば十分手がたりるのですが、1名のみの環境であれば吸引、排除をタイミングよくこなす必要があります。したがって器具の目的をよく理解し、要領よく対応していきましょう。

リサキット（インプラント手術アシスタント用のセット・Hu-Friedy社）

●ミラー●　頬粘膜や舌を排除する際に用います。

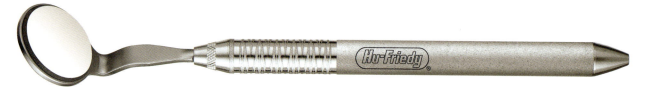

〈ミラー　HD両面5・Hu-Friedy社〉

●ピンセット●　粘膜骨膜弁を把持する際に用います。

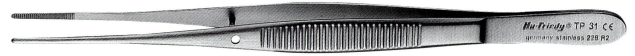

〈ティッシュプライヤー セムキンテイラー 31 直 無鉤・Hu-Friedy社〉

●粘膜骨膜剥離子●　粘膜骨膜弁を排除する際に用います。

〈ペリオスチール　プリチャードPR3・Hu-Friedy社〉

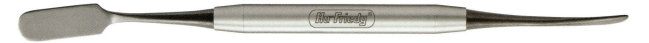

●はさみ●　縫合糸を切断する際に用います。

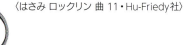

〈はさみ ロックリン 曲 11・Hu-Friedy社〉

筋鈎（きんこう）

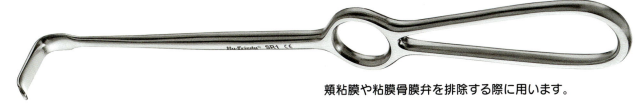

頬粘膜や粘膜骨膜弁を排除する際に用います。

〈サージカルリトラクター・Hu-Friedy社〉

 point!　頬粘膜や舌を排除する際は、口角を引っ張ることなく、また粘膜を骨へ力強くおさえつけないようにします。口角はあまり引っ張らずに内部をやさしく膨らませる感じです。また粘膜骨膜弁を排除する場合は、骨面に器具を当て、粘膜部はやさしく保持するイメージです。

外科用サクションチップ

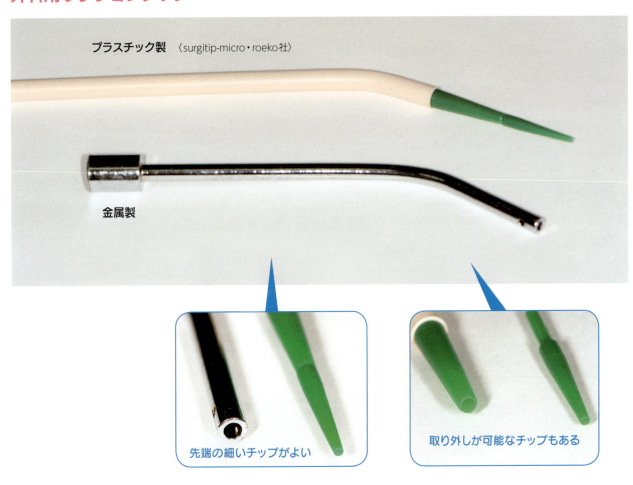

プラスチック製　〈surgitip-micro・roeko社〉

金属製

先端の細いチップがよい

取り外しが可能なチップもある

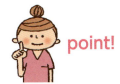 point!　さまざまな形態のものがありますが、先端が細く細部まで吸引しやすいものがよいです。サクションは2系統準備すると、口腔内に溜まった唾液や生理食塩水の吸引と、出血の吸引に分けることができて便利です。

4 こんなアシストでは手術が困難です!

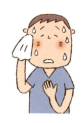

右側の頬粘膜がじゃまで縫合しにくい

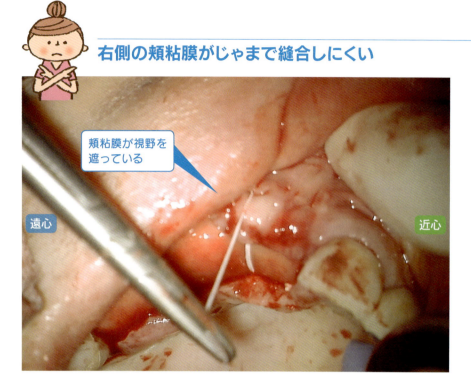

頬粘膜が視野を遮っている

遠心　近心

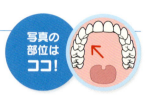

写真の部位はココ!

point!

右側はアシスタント側ではないため、排除がしづらいです。しかしポジションを変え、5時の位置から左手で排除を行えば、確実な術野確保につながります。
また、ミラーやミラーの柄の部分で排除します。指で排除する場合は針に気をつけます。

右側の頬粘膜がじゃまで、吸引も不十分で見えにくい

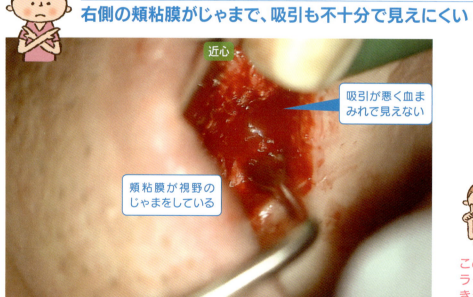

近心

吸引が悪く血まみれで見えない

頬粘膜が視野のじゃまをしている

遠心

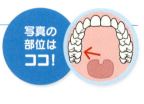

写真の部位はココ!

point!

このような状態は、ダブルミラーで排除することで回避できます。ミラー越しに術野を確認しながら吸引を行うとよいでしょう。

排除が不十分なためドリルと頬粘膜が近接！危険！

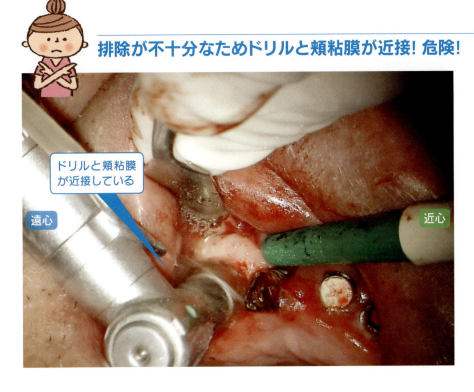

ドリルと頬粘膜が近接している

遠心　近心

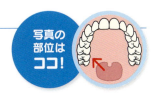
写真の部位はココ！

point!

排除がうまくできなければ、このような危険がある他、水が口腔内から溢れたり、骨に注水がうまく当たらず骨の熱傷にもつながります。アシスタントは、このような点も考慮し、頬粘膜の中側から排除を行います。ただし、口角は引っ張らないよう注意します。

アシスタントの指が術野を遮っている

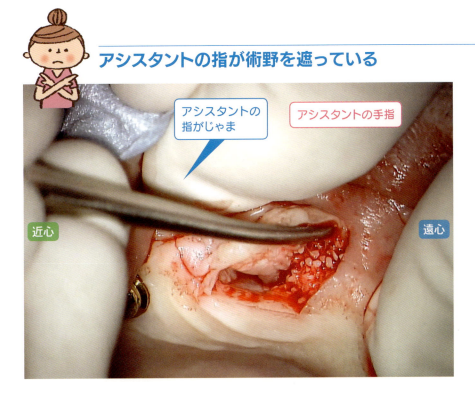

アシスタントの指がじゃま　アシスタントの手指

近心　遠心

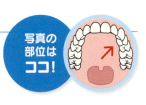
写真の部位はココ！

point!

アシスタントの指が術野を遮ってしまい、手術のじゃまをしています。また、アシスタントの指もけがをするおそれがあります。このような場合は、齦境移行部まで指を入れて口唇排除を行います。

頬側の排除と吸引が不十分

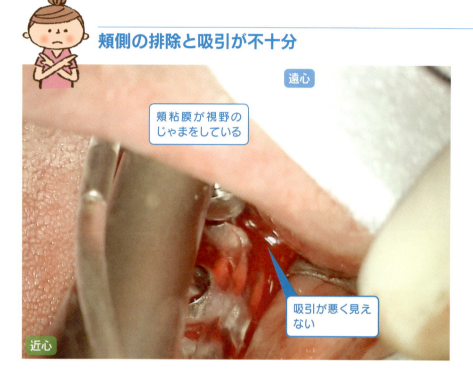
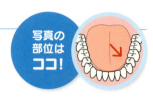

写真の部位はココ！

- 遠心
- 頬粘膜が視野のじゃまをしている
- 吸引が悪く見えない
- 近心

point!

排除が不十分だとサージカルガイドを使用する際に注水不足になりかねません。骨熱傷を防ぐためにも十分な排除を行って、血液や注水を吸引します。ドリルの深さや患部全体が見えるように気を配ります。

唇側の排除が不十分で、口唇がドリルに近接し危険

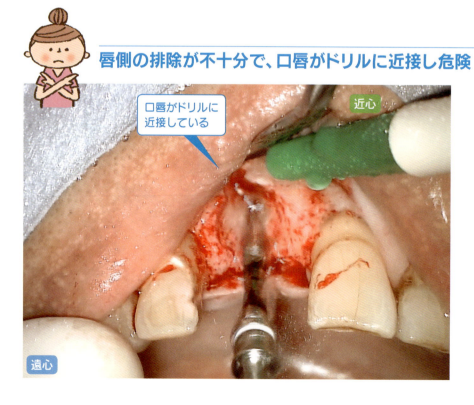
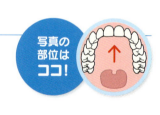

写真の部位はココ！

- 口唇がドリルに近接している
- 近心
- 遠心

point!

抜歯窩へのドリリングは、ドリルが滑りやすいため気をつける必要があります。加えて、このように口唇がドリルに近いと、滑ったときに口唇を損傷する可能性が増します。排除のポイントをおさえておきましょう。

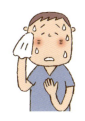

ドリリング中にサクションが術者の視野を遮り危険

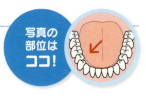

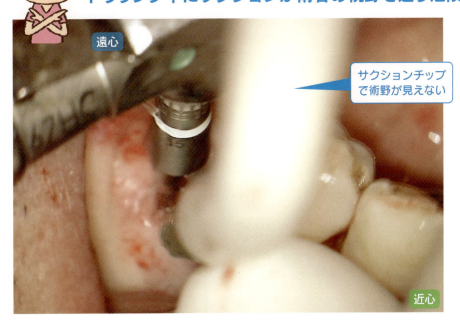

サクションチップで術野が見えない

point!

術者とアシスタントでは見えている角度が違うため、気づかずにアシスタントが術者の視野を遮っていることがあります。したがって術者側からどう見えているか考えてバキューム操作を行います。ライティングも同様のことが言えます。

頬側の排除が不十分で、メスが頬粘膜に近接し危険

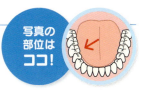

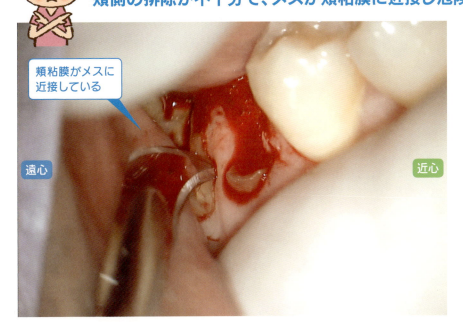

頬粘膜がメスに近接している

point!

No.12Dのメスを使用する際は、特に注意が必要です。両刃のメスのため粘膜を切る危険があります。下顎右側は術者側のため排除しにくいですが5時の位置からきちんと見ながら排除しましょう。

舌排除が不十分で、縫合針が舌に近接して危険

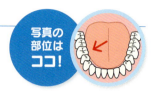
写真の部位はココ!

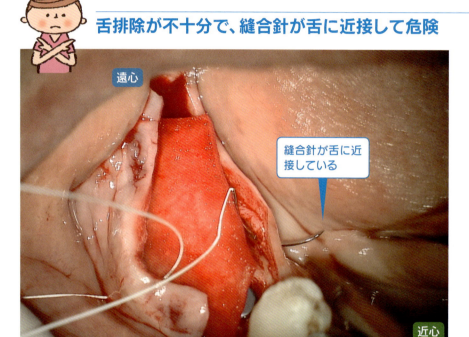
縫合針が舌に近接している

point!

舌の排除は無理に力を入れて行うと不随意反射が起こり、舌に力が入って押し返されます。そのときこのような状態になります。舌の排除を行う際は、ミラーや器具を舌下底部まで入れて下に押し、やさしく術部から離すように排除を行います。

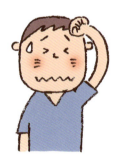

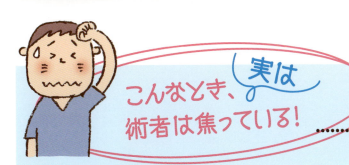

こんなとき、実は術者は焦っている！ ………だから、優秀な歯科衛生士が不可欠です！

炎症があるとインプラント周囲炎のリスクUP！

歯周疾患を治療するために、歯肉縁上のプラークコントロールが確立した後に、グレーシーキュレットを用いて歯肉縁下のプラークを確実に除去する

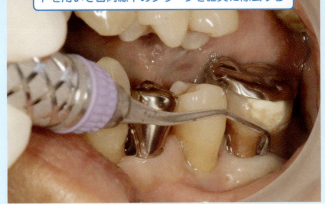

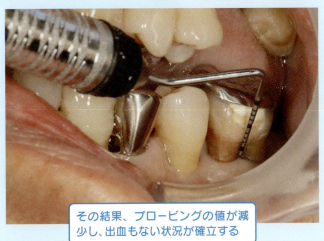

その結果、プロービングの値が減少し、出血もない状況が確立する

特にインプラント埋入部位の隣在歯からは、出血しないようにコントロールする

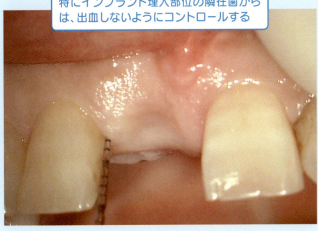

患者さんは、なぜインプラント治療が必要になるのでしょうか？ その理由の1つに歯周疾患があります。インプラント治療を行う前には必ず歯周治療を完了しておく必要があります。そうしないと天然歯が歯周疾患に罹患するだけでなく、インプラント治療も思いどおりの結果を出せません。最悪なことにインプラント周囲炎になる可能性も高くなります。

> インプラント手術前には、歯肉縁上、縁下のプラークコントロールを確立することが不可欠です。

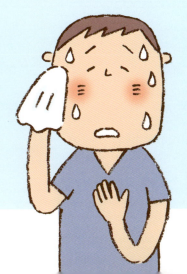

ここはすごく大事なところです。

23

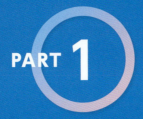

PART 1

切開

切開は、術者がもっとも慎重になる場面の1つです。アシスタントには、
術野確保を確実に行ってもらいたいと術者は考えています。
つまり、確実な吸引と粘膜の排除です。
血液が術部にあればメスを入れられませんし、
頬粘膜や舌によって術野が見えなければ手術も困難になります。
基本的にメスは遠心から近心に（遠い部位から手前に）進みますので、
メスの進行をじゃましないように、そして術部が血まみれにならないように、
頻繁にメスの後方から吸引することが大切です。

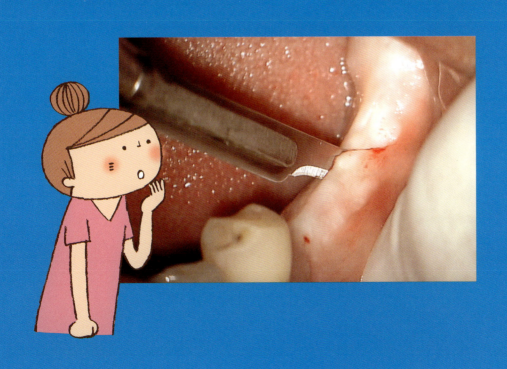

1 上顎の歯槽頂切開

インプラントを埋入するためには、骨を露出する必要があります。そのために上顎の欠損部の歯槽頂部を横断する1本の切開を、骨面までメスで行います。

術者の器具の動き

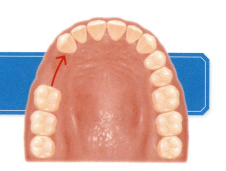

上顎では遠心の隣在歯の近心隅角中央、または口蓋側よりから直線状に切開を行います。粘膜から骨膜までの深さを遠心から近心に向かって切開します。

メスの動きをCHECK!

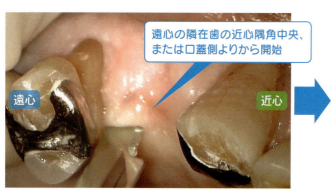

遠心の隣在歯の近心隅角中央、または口蓋側よりから開始

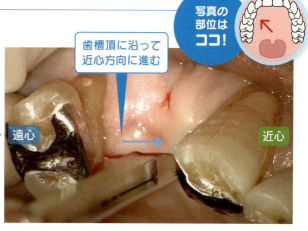

歯槽頂に沿って近心方向に進む

写真の部位はココ!

術者がよく使う器具とその特徴

No.15のメス刃(片刃)

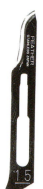

No.15は直線を切開するためのもの。歯槽頂切開に用いる。
〈フェザー替刃メス・FEATHER社〉

No.15cのメス刃(片刃)

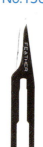

No.15cは直線と曲線を切開するためのもの。刃先が細いので細部に使用できる。
〈フェザー替刃メス・FEATHER社〉

注意!

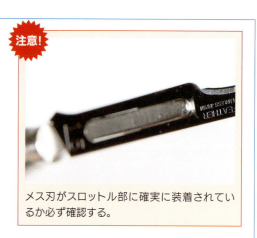

メス刃がスロットル部に確実に装着されているか必ず確認する。

メスホルダー 〈スカルペルハンドル ヨーロッパスタイル5E・Hu-Friedy社〉

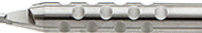

メスホルダーのスロットル部にメス刃を差し込み使用する。さまざまな形態のものがあるが、写真は円柱状のため回転させやすい。

吸引と術野確保のポイント

❶ 切開の進行上に唾液や血液がある場合はすぐに吸引しましょう。また、出血は遠心に向かって流れるので、術野が血まみれにならないように細かく吸引することが大切です。

❷ 術者は切開線の状態を確認したいので、術者の呼吸（見たいとき）に合わせて吸引します。

❸ 術者が9時に位置するときの術部が右側の場合は、サクションチップを口蓋側に、術部が左側の場合は頬側に置くのが基本です。逆になると術者の視野のじゃまになります。

❹ メスの刃にサクションチップが当たるとメスの切れ味が落ちやすいです。そのため、切開時に血液を吸引するときはメス刃の反対側にサクションチップを添えて、刃先にサクションチップが当たらないように気をつけます。

❺ 刃にサクションチップがあると切れ味が落ちます。したがって両刃のメスの場合は、メスの柄の部分にサクションチップを置きます。

❻ 血液は遠心に流れていくため、遠心部の歯のマージン部あたりにサクションチップを置いても吸引が可能です。

❼ サクションチップは、半分浮かせて吸引するのもよいです。軟組織を全面で吸引すると血液がうまく吸いあがりません。浮かせることによってサクションチップの固定と吸引を両立できます。また、組織にダメージを与えないようにやさしく吸引しましょう。

寄り道プチ知識

上顎の歯槽頂切開断面のイメージ

骨の上には軟組織があります。骨側から順に骨膜、結合組織、上皮組織と3層からなります。インプラントの手術では粘膜骨膜弁がよく用いられ、この3層を含む弁を形成します。

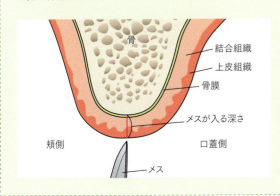

吸引不足で血まみれに！

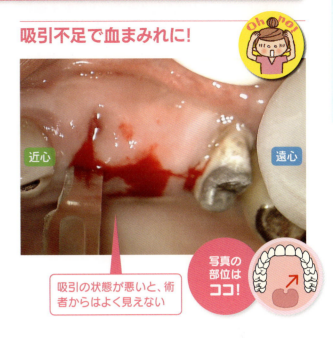

吸引の状態が悪いと、術者からはよく見えない

写真の部位はココ！

サクションチップは刃に当てない

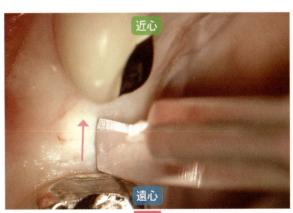

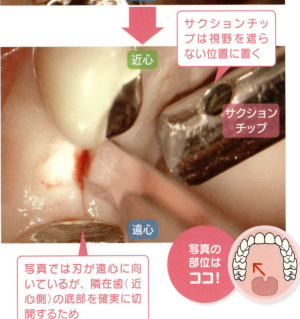

サクションチップは視野を遮らない位置に置く

サクションチップ

写真では刃が遠心に向いているが、隣在歯（近心側）の底部を確実に切開するため

写真の部位はココ！

2 下顎の歯槽頂切開

上顎同様に欠損部の歯槽頂部を横断する1本の切開を、骨面までメスで行います。下顎の場合は角化粘膜部に切開を行います。

術者の器具の動き

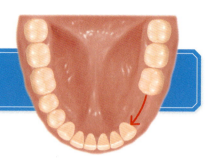

　下顎では歯槽頂の中央、特に角化粘膜を二分するように遠心から近心に直線状に切開を行います。角化粘膜を二分すると縫合した後にインプラントの周囲は角化粘膜により囲まれ、補綴治療後のブラッシングが容易になります。

メスの動きをCHECK！

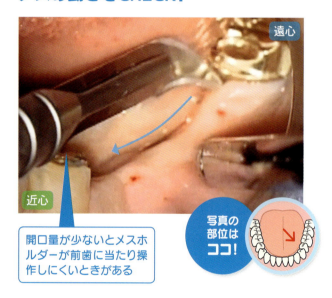

遠心
近心

開口量が少ないとメスホルダーが前歯に当たり操作しにくいときがある

写真の部位はココ！

術者がよく使う器具とその特徴

No.12のメス刃

No.12は曲線を切開するためのもので内側に刃がある。下顎の歯槽頂切開の場合、No.15と併用することもある。また近心側の隣在歯の遠心部を切開する際もアクセスしやすい。

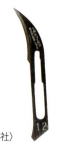

〈フェザー替刃メス・FEATHER社〉

寄り道プチ知識

角化粘膜とは　角化粘膜は歯槽頂にある硬く角化した部分です。色は少し白いです。

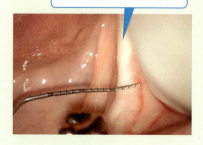

幅3mmぐらいの硬く少し白い部分が角化粘膜

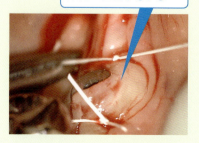

二分された角化粘膜が頬側に位置している

治癒後は、インプラント周囲に硬い角化粘膜が存在し、ブラッシング時にも痛みが出ない

吸引と術野確保のポイント

1. 切開線がわかりやすいように素早く吸引を行います。その際、メスの進行のじゃまにならないようにします。
2. 出血が多く骨面が見えにくい場合には、再度切開するなどの無駄な動作が増えます。しっかりと吸引して術者の視野を確保することが最終的な手術時間の短縮につながります。
3. メス刃が骨面までしっかり届くと切開線が開き、骨面が少し見えてきます。この状態を確認することで、次のステップの粘膜骨膜弁の剥離に移行できます。
4. 上顎の歯槽頂切開の場合、頬粘膜の排除が不十分でもあまり気になりませんが、下顎の場合、舌が歯槽頂にあると術者の視野確保が困難になりますので、舌の排除も確実に行います。

メスの動きに沿って吸引

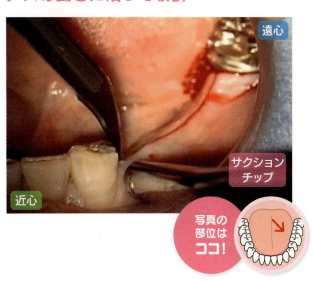

サクションチップ

写真の部位はココ！

素早い吸引できれいな術野を！

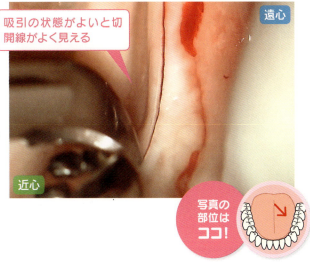

吸引の状態がよいと切開線がよく見える

写真の部位はココ！

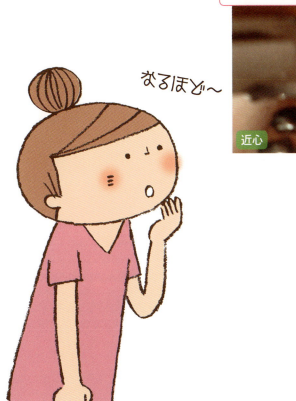

なるほど〜

3 歯肉溝内切開

術野を大きく見やすくするために、隣在歯の周囲に切開を加えます。

術者の器具の動き

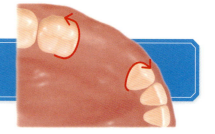

歯肉溝内切開は隣在歯の歯肉溝周囲に歯根面に沿って骨に到達する切開で、この切開により歯間乳頭部が温存され、術野がよく見えるようになります。

メスの動きをCHECK！

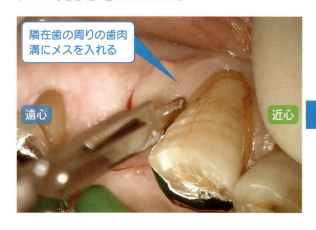

隣在歯の周りの歯肉溝にメスを入れる　→　隣在歯の遠位まで進む

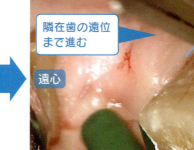

写真の部位はココ！

術者がよく使う器具とその特徴

No.15cのメス刃（片刃）
No.15cは直線と曲線を切開するためのもの。刃先が細いので細部に使用できる。

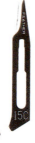

〈フェザー替刃メス・FEATHER社〉

No.12のメス刃
No.12は曲線を切開するためのもので内側に刃がある。No.12およびNo.15cともに曲線の切開に用いられるが、アクセスが悪い場合にNo.12を使用することもある。事前に術者に確認しておく。

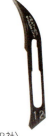

〈フェザー替刃メス・FEATHER社〉

吸引と術野確保のポイント

❶ 頬粘膜や舌が歯に近づかないようにしっかりと排除します。
❷ 歯の面にメスを沿わせるので、歯と歯肉の境界部を特に吸引します。
❸ 歯肉が薄い場合は、吸引や排除する際に特に注意します。薄い歯肉や、舌、頬粘膜を切らないようにします。ダメージを与えないことが重要です。

頬粘膜に要注意!

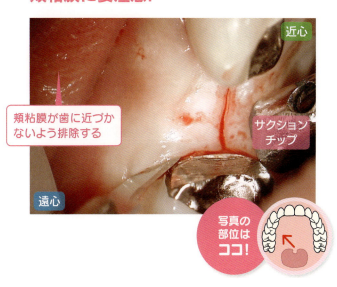

頬粘膜が歯に近づかないよう排除する

サクションチップ

遠心／近心

写真の部位はココ!

下顎は舌に要注意!

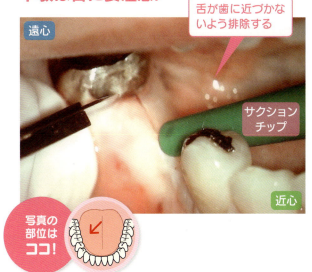

舌が歯に近づかないよう排除する

サクションチップ

遠心／近心

写真の部位はココ!

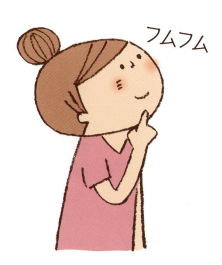

フムフム

4 縦切開

術野をさらに見やすくするために行う切開です。特に骨増生を行うときには必要です。また遊離端欠損部分の遠心側にも行うことが多いです。

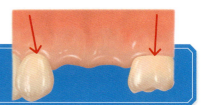

術者の器具の動き

縦切開は歯軸方向にメスを入れます。術部の隣在歯の根尖側（角化歯肉を超えたあたり）から歯冠方向に進み、台形状にします。その後、歯肉溝内切開につなげていきます。

メスの動きをCHECK！

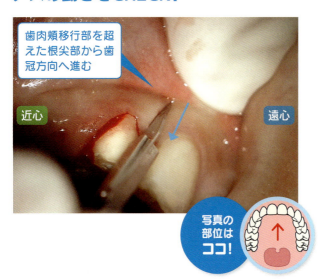

歯肉頬移行部を超えた根尖部から歯冠方向へ進む

近心 / 遠心

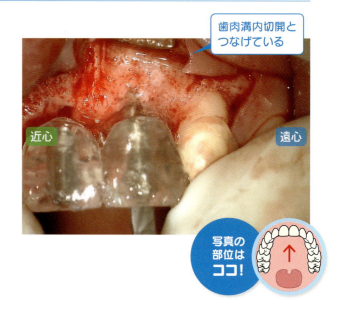

歯肉溝内切開とつなげている

近心 / 遠心

写真の部位はココ！

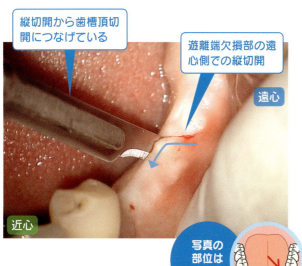

縦切開から歯槽頂切開につなげている

遊離端欠損部の遠心側での縦切開

近心 / 遠心

写真の部位はココ！

術者がよく使う器具とその特徴

No.15のメス刃（片刃）
No.15は直線を切開するためのもの。歯槽頂切開や縦切開に用いる。

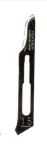

〈フェザー替刃メス・FEATHER社〉

吸引と術野確保のポイント

❶ 通常、縦切開は頬側に行います。歯肉頬移行部を超えた位置から切開するため、十分に頬粘膜を排除し術野を確保します。

❷ 口唇を排除する際は、齦頬移行部に指を置いて大きく持ち上げます。そうしないと術野を確保できず、縦切開ができません。

❸ 歯肉頬移行部を超えた位置から切開し歯冠側へ進むため、そのエリアを十分に吸引します。

❹ 最終的には歯肉溝内切開へとつなげます。歯頸部が血まみれにならないように吸引します。

頬粘膜排除は十分に！

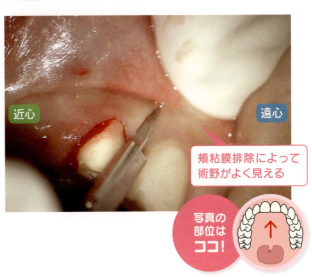

頬粘膜排除によって術野がよく見える

写真の部位はココ！

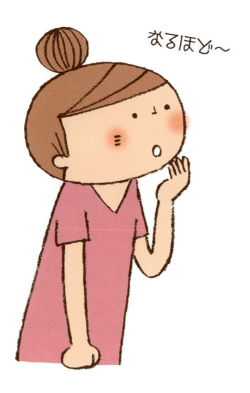

なるほど〜

術者の器具の動きに沿って吸引

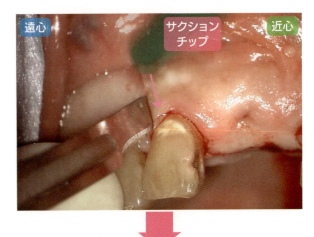

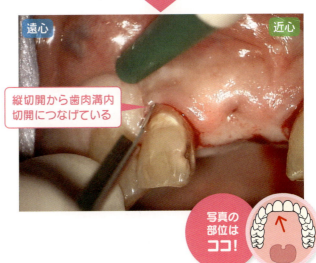

縦切開から歯肉溝内切開につなげている

写真の部位はココ！

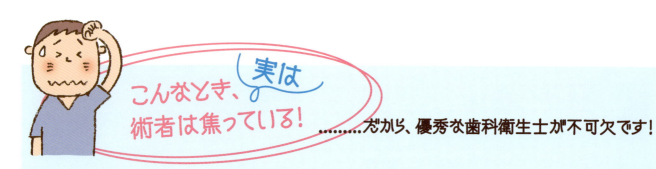

こんなとき、実は術者は焦っている！ ………だから、優秀な歯科衛生士が不可欠です！

切開による多量の出血！

高血圧の患者さんや術部によっては出血が多くなることがあります。特に上顎口蓋側の肉厚な部位では、動脈から出血することがあります。

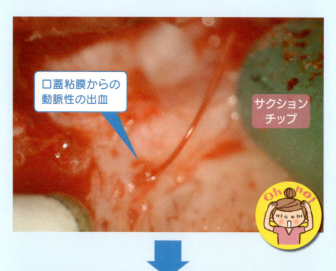

口蓋粘膜からの動脈性の出血

サクションチップ

出血が多いときは、アシスタントは冷静に吸引し続け、術者の指示に従ってもらいたいと思います。また、このような場合は、電気メスや止血材が必要になりますので迅速に準備をしてください。多量の出血により視野が確保しづらいときは、生理食塩水で洗い流すことも有効です。

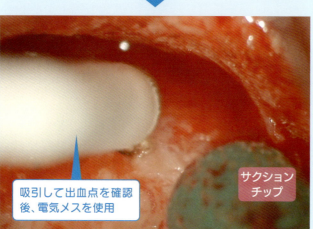

吸引して出血点を確認後、電気メスを使用

サクションチップ

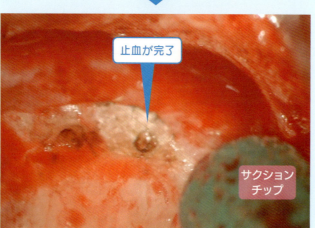

止血が完了

サクションチップ

優秀なアシスタントがいてよかった〜。

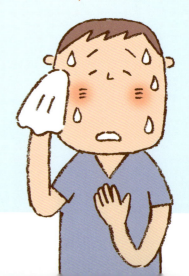

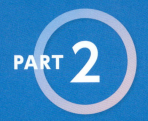

PART 2

粘膜骨膜弁の形成

切開によって切開線が歯周組織の骨面にまで達しました。
その組織は「上皮」「結合組織」「骨膜」の3層から成りますが、
切開後は、骨面から骨膜（粘膜骨膜）を剥がして骨面を露出させるステップです。
すなわち粘膜骨膜弁の形成です。
このときも確実な術野確保がアシスタントワークのポイントです。
刃物を使うため、術野が見えなければ危険な状態に
陥ることは言うまでもありません。

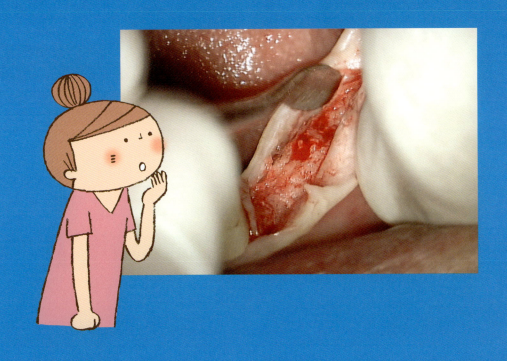

1 粘膜骨膜弁の起始点の剥離

切開が終了した後は、骨面を露出させるために粘膜骨膜弁を骨面から外していきます。シールをめくるときには角からスタートすると思いますが、そのスタートポイントが起始点です。

術者の器具の動き

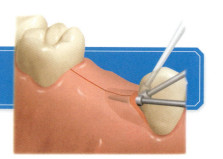

通常、粘膜骨膜剥離部の起始点（初めに剥がす部分）は、術部近心の隣在歯の頬側歯間乳頭部になります。先の尖った粘膜骨膜剥離子を隣在歯の根面に沿わせて歯肉溝内に挿入し、粘膜骨膜剥離子の先端を骨面にしっかりと当てます。その後、粘膜骨膜剥離子を外側に翻転（回転）して起始点の骨面を露出させます。

剥離子の動きをCHECK！

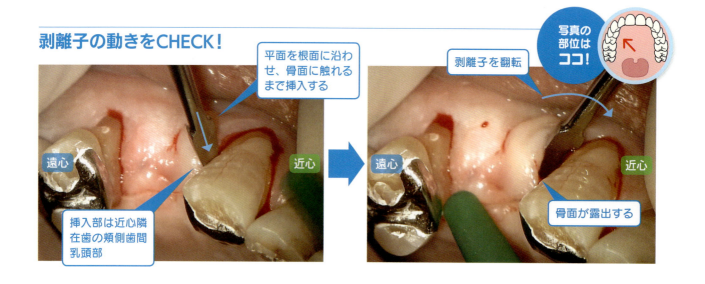

- 平面を根面に沿わせ、骨面に触れるまで挿入する
- 挿入部は近心隣在歯の頬側歯間乳頭部
- 剥離子を翻転
- 骨面が露出する
- 写真の部位はココ！

術者がよく使う器具とその特徴

粘膜骨膜剥離子　〈ペリオスチール　ブーザー・Hu-Friedy社〉

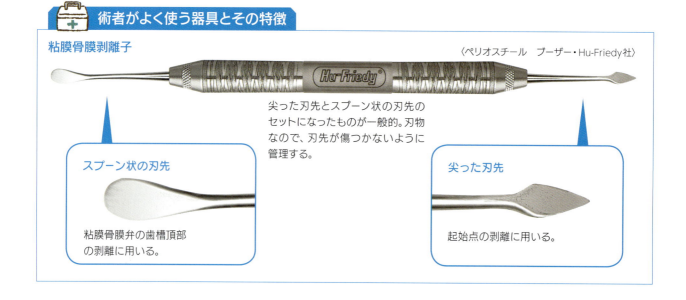

尖った刃先とスプーン状の刃先のセットになったものが一般的。刃物なので、刃先が傷つかないように管理する。

スプーン状の刃先
粘膜骨膜弁の歯槽頂部の剥離に用いる。

尖った刃先
起始点の剥離に用いる。

吸引と術野確保のポイント

1. 起始点が見えるように、頬粘膜を確実に排除します。
2. 起始点が出血で見えないと、歯肉溝内に粘膜骨膜剥離子の挿入が困難です。確実に吸引します。
3. 挿入した粘膜骨膜剥離子を外側に翻転（回転）したときは、素早く吸引します。これにより骨面が見えてきます。術者が骨面を確認できることが大切です。

吸引不足で血まみれ！

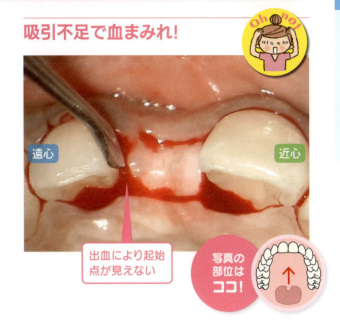

遠心／近心／出血により起始点が見えない／写真の部位はココ！

頬粘膜排除と吸引が肝心！

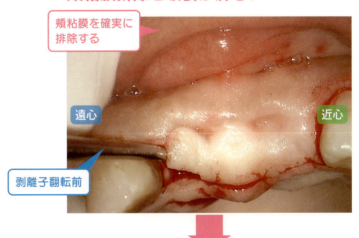

頬粘膜を確実に排除する／遠心／近心／剥離子翻転前

フムフム

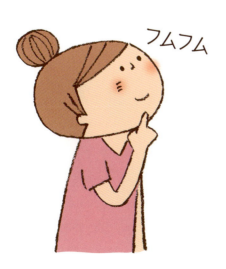

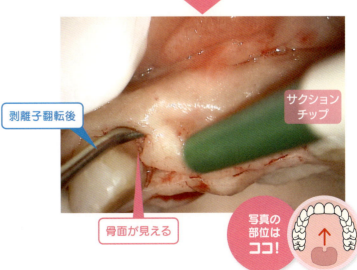

剥離子翻転後／サクションチップ／骨面が見える／写真の部位はココ！

2 粘膜骨膜弁の歯槽頂部の剥離

起始点を挙上した後に、その部から骨面を露出させていきます。歯槽頂部から頬側または舌・口蓋側方向へ骨面から骨膜を剥離していき、骨面を露出させます。

術者の器具の動き

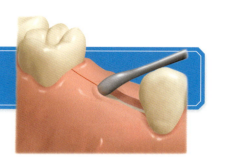

起始点の剥離後は、歯槽頂部を剥離していきます。その際、粘膜骨膜剥離子のスプーン状の刃先を使用します

❶ まずは頬側の弁です。刃先が骨面にまで達したら、歯槽頂側から根尖側へ小回転を加えながら剥離し、遠心の歯肉溝内切開まで進めていきます。

❷ 次に舌側（口蓋側）の剥離に移ります。一般的に骨量は舌側・口蓋側の方が多く、危険な領域でもあるため、剥離する量は少ないです。

❸ 最終的にはインプラントが埋入される範囲より大きく剥離していきます。

剥離子の動きをCHECK！

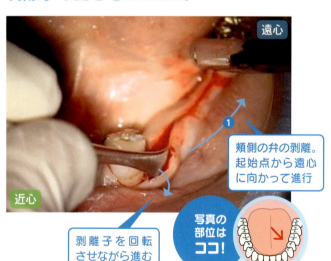

頬側の弁の剥離。起始点から遠心に向かって進行

剥離子を回転させながら進む

写真の部位はココ！

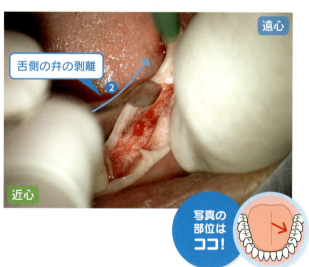

舌側の弁の剥離

写真の部位はココ！

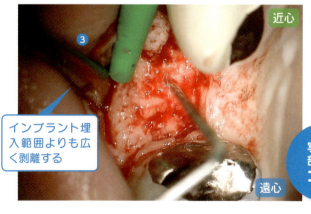

インプラント埋入範囲よりも広く剥離する

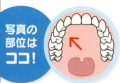

写真の部位はココ！

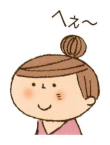

へぇ～

吸引と術野確保のポイント

1. 粘膜骨膜剥離子の先端と骨面が見えることが重要です。したがって吸引は、粘膜骨膜剥離子の動き（歯槽頂から根尖方向に、近心から遠心に）に沿って行います。
2. 骨面が白く見えるように粘膜骨膜剥離子の先端をつねに吸引します。ただし、剥離の進行のじゃまにならないようにします。また、サクションチップで粘膜骨膜弁にダメージを与えないように注意します。
3. 剥離終了後は、骨面全体をしっかりと吸引します。

骨面が血まみれ！

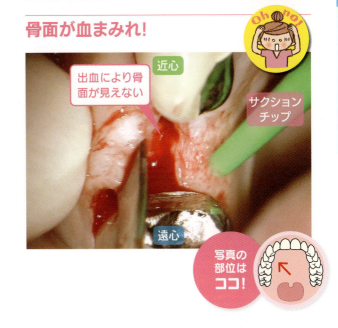

近心／出血により骨面が見えない／サクションチップ／遠心／写真の部位はココ！

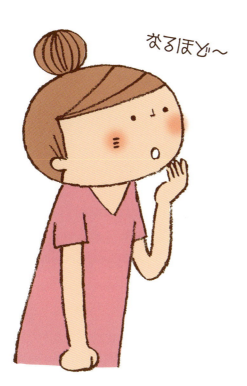

なるほど〜

素早い吸引できれいな術野を！

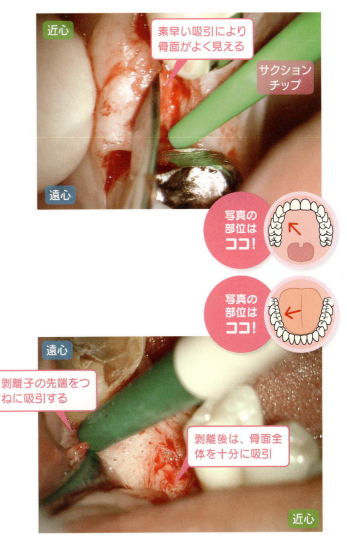

近心／素早い吸引により骨面がよく見える／サクションチップ／遠心／写真の部位はココ！／写真の部位はココ！／遠心／剥離子の先端をつねに吸引する／剥離後は、骨面全体を十分に吸引／近心

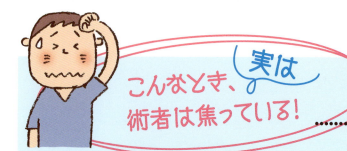

こんなとき、実は術者は焦っている！　……だから、優秀な歯科衛生士が不可欠です！

粘膜骨膜剥離子が滑って粘膜を損傷！

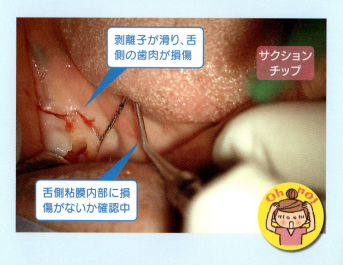

- 剥離子が滑り、舌側の歯肉が損傷
- サクションチップ
- 舌側粘膜内部に損傷がないか確認中

粘膜骨膜弁の形成は、粘膜骨膜剥離子を前方に押して進みます。そのため、骨面をしっかりと剥離子に噛ませないと、勢い余って滑ることがあります。特に下顎舌側が滑りやすいです。また舌側軟組織内には、神経や動脈が近接していることがあります。

このような事態を避けるためにも、アシスタントには骨面がつねに見えるよう注意して吸引をしてほしいです。

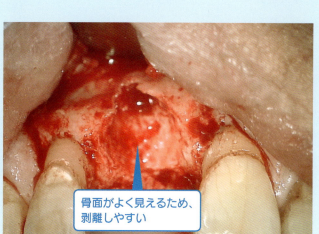

- 骨面がよく見えるため、剥離しやすい

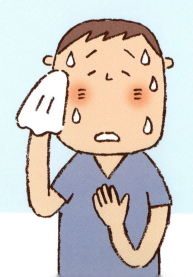

優秀なアシスタントがいると助かる〜。

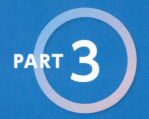

PART 3

骨面の
デブライドメント

粘膜骨膜弁の形成によって露出した骨面には、軟組織が残っています。
特に抜歯後の骨面には、多く残っていることがあります。
しかし軟組織があると、インプラント埋入後のオッセオインテグレーションは困難です。
そこで、骨面のデブライドメントとして骨面上の軟組織を掻把します。
よく切れる鋭匙やラウンドバーを用いますが、
ここでも術野確保が重要となります。

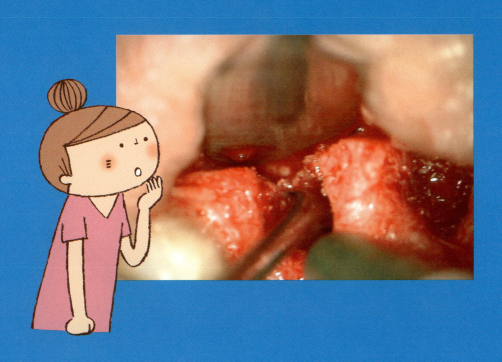

1 骨面上の軟組織掻把

オッセオインテグレーションを機能させるうえで、骨面上の軟組織掻把は重要な役割を担っています。

術者の器具の動き

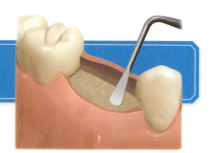

鋭匙の刃先を骨面に対し直角にし、細かく動かして軟組織を掻把します。
ラウンドバーを使用するときは、滅菌生理食塩水注水下で800rpmの速度で使用します。ラウンドバーの側面を骨面に当て掻把します。

鋭匙の動きをCHECK！

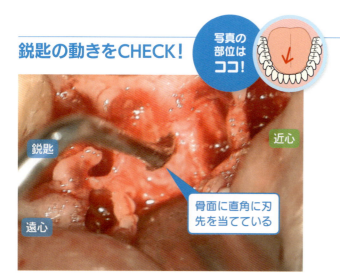

骨面に直角に刃先を当てている

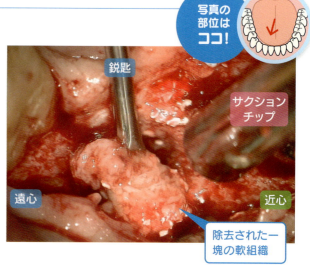

除去された一塊の軟組織

術者がよく使う器具とその特徴

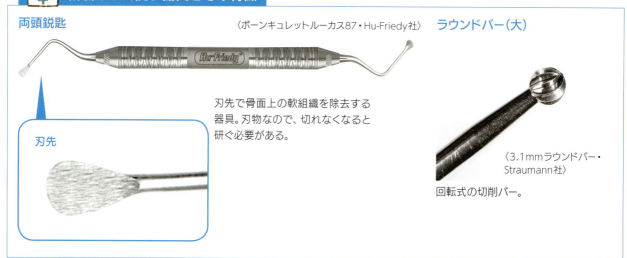

両頭鋭匙 〈ボーンキュレットルーカス87・Hu-Friedy社〉

刃先で骨面上の軟組織を除去する器具。刃物なので、切れなくなると研ぐ必要がある。

ラウンドバー（大） 〈3.1mmラウンドバー・Straumann社〉

回転式の切削バー。

吸引と術野確保のポイント

① 術者が見やすいよう、また器具操作しやすいよう粘膜骨膜剥離子等で粘膜骨膜弁を排除します。粘膜骨膜剥離子は弁を引っ張るというよりも、骨面に当てて弁をやさしく保護するようなイメージです。粘膜骨膜剥離子が骨に少々強く当たったとしても問題ありません。

② 術野の確保は、頬粘膜や舌を引っ張るのではなく、頬粘膜や舌を起こし、その位置でキープすることを意識します。引っ張りすぎたり、引っ張ることによる不随意反射で患者さんが力んでしまいます。

③ 術者は、骨面の色（白いかどうか）や触診により硬さを確認して掻把後の状態を判断します。したがって骨面の状態を術者が確認できるようつねに吸引することが重要です。

④ サクションチップは、鋭匙の刃先付近に構えると効率よくできます。チリトリの要領です。サクションチップを骨面に対して斜めに当て、滑らしながら軟組織を吸引します。

⑤ 掻把された軟組織は、サクションチップで素早く吸引すると効率よく手術が進みます。軟組織の量が多いときは、ピンセットで除去することもよいでしょう。

⑥ 生理食塩水を入れたカップを、サクション洗浄用としてあらかじめ用意しておきます。軟組織を吸引した後は、その生理食塩水を吸引し、サクションがつまらないようにします。

⑦ ラウンドバーで骨面をデブライドメントする場合は、インプラントのドリリング同様、骨面に十分な注水が必要です。4℃に冷却した（冷蔵庫で保管された）滅菌生理食塩水を使用します。注水が不足すると骨面が火傷しますので、吸引はラウンドバーによる切削部から1cm程離れた位置で視野を妨げないように行います。出てくる水が術部に当たっているのを確認し、その当たった水を吸引するイメージです。

粘膜骨膜弁はやさしく排除

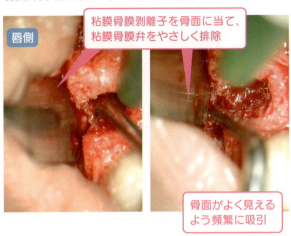

粘膜骨膜剥離子を骨面に当て、粘膜骨膜弁をやさしく排除

骨面がよく見えるよう頻繁に吸引

視野を遮らず、かつ鋭匙付近で吸引

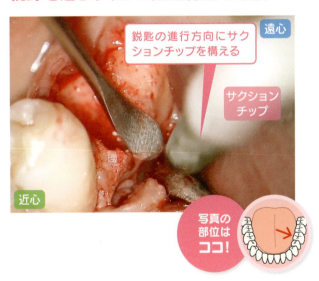

鋭匙の進行方向にサクションチップを構える

サクションチップ

写真の部位はココ！

注水の目的を理解して吸引

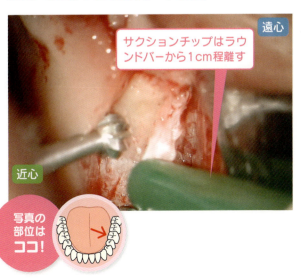

サクションチップはラウンドバーから1cm程離す

写真の部位はココ！

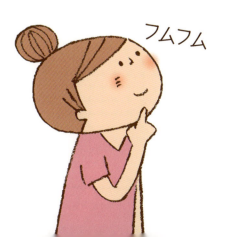

フムフム

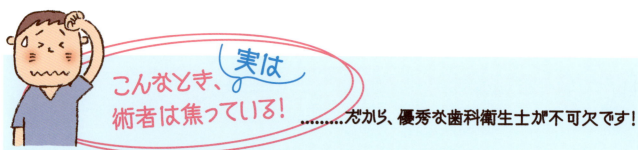

こんなとき、実は術者は焦っている！
……だから、優秀な歯科衛生士が不可欠です！

骨の形態が予想とは違った！

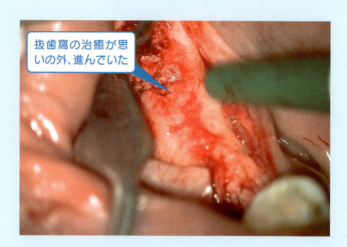

抜歯窩の治癒が思いの外、進んでいた

エックス線診断で手術前にインプラント埋入部位の骨の評価を行っていますが、実際の状況すなわち真の骨形態は骨面のデブライドメントを行った後にわかります。場合によっては骨吸収がエックス線診断ではみつかっていたものが、実際にはそうでない場合もあります。またその逆で思いもよらない状態もありえます。

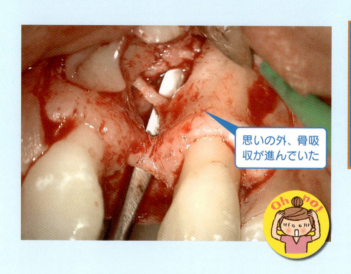

思いの外、骨吸収が進んでいた

思いの外、骨吸収が進んでいた場合は、インプラント埋入のステップへそのまま進めることは不可能です。アシスタントは、可及的すみやかに追加的な手術準備をします。

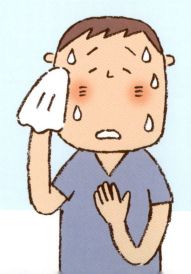

最強のアシスタントがいてよかった〜。

PART 4

インプラント窩の形成

完全に骨面が露出した後は、ラウンドバーやドリルを用いて
骨を切削してインプラント窩を形成するステップです。
切削時のアシスタントワークの注意点は、以下の3つです。
❶視野の確保
❷冷却された（4℃）滅菌生理食塩水による十分な注水
❸術者の視野を遮らず、火傷を起こさないように配慮した吸引

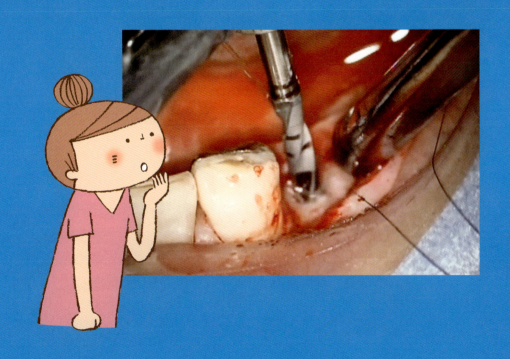

1 インプラント窩の起始点の形成

インプラント窩を形成するにあたり、まずは起始点の骨を切削します。
正確な位置にインプラントを埋入するための、重要なステップです。

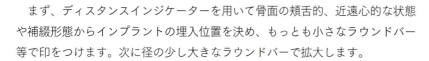
術者の器具の動き

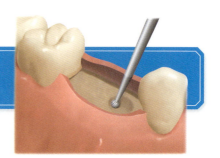

まず、ディスタンスインジケーターを用いて骨面の頬舌的、近遠心的な状態や補綴形態からインプラントの埋入位置を決め、もっとも小さなラウンドバー等で印をつけます。次に径の少し大きなラウンドバーで拡大します。

ラウンドバーの動きをCHECK！

写真の部位はココ！

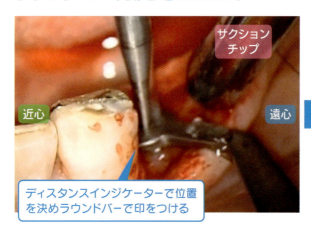
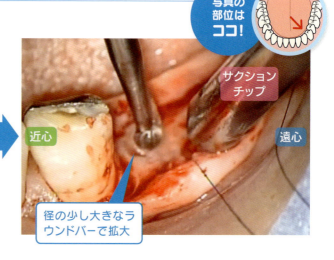

- ディスタンスインジケーターで位置を決めラウンドバーで印をつける
- 径の少し大きなラウンドバーで拡大

術者がよく使う器具とその特徴

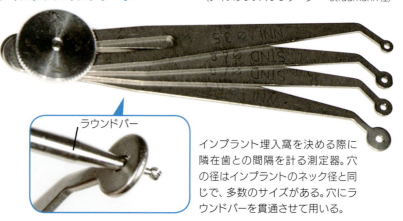

ラウンドバー（小） 〈1.8mmラウンドバー・Straumann社〉

直径1.8mmの回転式の切削バー。

ディスタンスインジケーター 〈ディスタンスインジケーター・Straumann社〉

ラウンドバー

インプラント埋入窩を決める際に隣在歯との間隔を計る測定器。穴の径はインプラントのネック径と同じで、多数のサイズがある。穴にラウンドバーを貫通させて用いる。

吸引と術野確保のポイント

① 骨面に粘膜骨膜弁が接しないよう、剥離子をつねに挿入しておきます。また、頬粘膜や舌を十分に排除し、視野を確保します。

② 4℃に冷却した（冷蔵庫で保管された）滅菌生理食塩水を使用して注水し、ドリルによる火傷を予防します。そのため形成部から少し離れた位置で、かつ視野のじゃまにならない遠心部にサクションチップを配置し、吸引します。

③ 注水により口腔内に生理食塩水が溜まります。患者さんが苦しくならないように頻回に吸引します。

④ ドリリングが終了したら、起始点がわかるように骨面を吸引します。

⑤ 理想的なインプラント位置を決めるために、ディスタンスインジケーターの他、サージカルガイド、メジャーなどを用いる場合があります。その際も術野を遮らないよう気をつけます。

⑥ 金属製のサクションチップを使用する場合、骨面にサクションチップを当てた抵抗によって骨の硬さを予測できます。よく振動を感じるときは抵抗があり、骨が硬い可能性があります。その場合、多くの量の注水が必要になります。またデコルチフィケーションなどで、あまり使うことがない器具も使用する場合もあるので、頭に入れておくとよいでしょう。

サクションチップがじゃま！

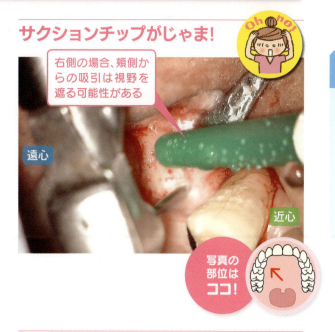

右側の場合、頬側からの吸引は視野を遮る可能性がある

写真の部位はココ！

アシスタントが確実な排除を！

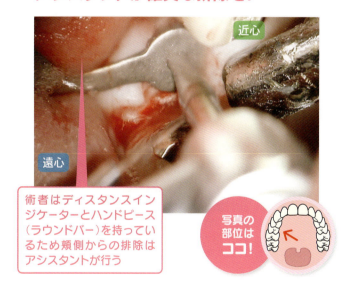

術者はディスタンスインジケーターとハンドピース（ラウンドバー）を持っているため頬側からの排除はアシスタントが行う

写真の部位はココ！

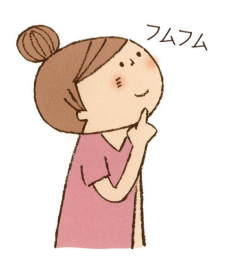

2 パイロットドリルによる形成

起始点からドリリングをしていきます。パイロットドリル（試験的なドリル）を用いてインプラントの軸方向と深度を決定します。

術者の器具の動き

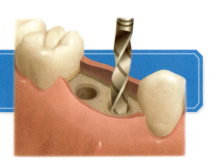

十分な注水のもと、800rpmのスピードでドリリングをするのが一般的です。ドリルを少し進めて戻してを繰り返し、少しずつ進めていきます（ポンピング操作）。術者はドリリング時、方向・深度を同時に確認しながら行います。

ドリルの動きをCHECK！

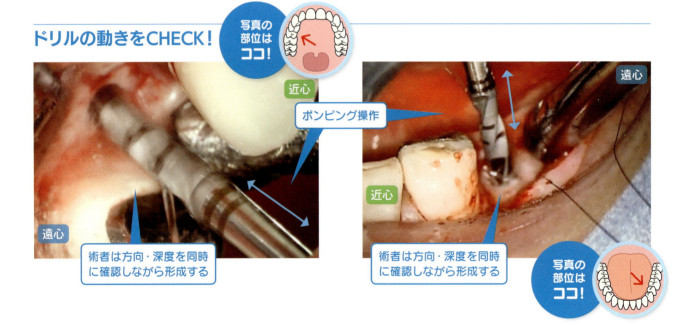

- 術者は方向・深度を同時に確認しながら形成する
- ポンピング操作
- 術者は方向・深度を同時に確認しながら形成する

術者がよく使う器具とその特徴

パイロットドリル

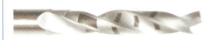

〈2.2mmパイロットドリル・Straumann社〉

直径2.2mmの大変よく切れるバー。インプラントの方向と深度を試験的に形成。深度を確認するためにめもりがついている。刃物であるため、慎重な管理が必要。切れなくなったら交換する（切れないものは火傷の原因となる）。

吸引と術野確保のポイント

❶ パイロットドリルによる形成は、もっとも術者が緊張する場面です。粘膜骨膜弁および頬粘膜や舌が術野を遮らないよう、確実に排除します。

❷ 術者が見たいのは、ドリルのめもりと骨の頬側部です。また術者は、方向・深度を同時に確認しながらドリリングをしますので、十分な排除とドリリングのじゃまにならない吸引が必要です。

❸ 火傷をさせないために注意して滅菌生理食塩水を吸引します。ただし、患者さんに不快感を与えないよう口腔内の貯留にも気を配り頻繁に吸引します。

❹ 「隣在歯が近接している」「審美性が必要」「解剖学的に危険な領域」などの場合は、より正確なインプラント窩の形成が必要になり、サージカルガイドを用いることがあります。その際は注水が不十分になる可能性があり、さらに外部注水の準備が必要になることも考慮しておきます。

❺ 術者は、両隣在歯間の頬舌的・近遠心的隙間の中央にパイロットドリルが位置するよう努めています。もしずれていれば、一言術者に伝えることも重要です。

ドリルと術野が見えるように！

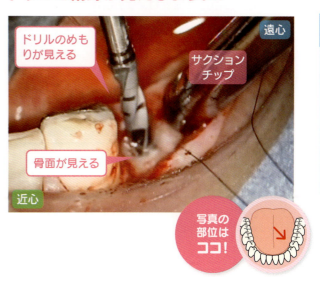

ドリルのめもりが見える／サクションチップ／骨面が見える／遠心／近心／写真の部位はココ！

注水と吸引には要注意！

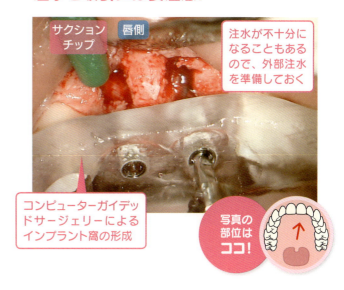

サクションチップ／唇側／注水が不十分になることもあるので、外部注水を準備しておく／コンピューターガイデッドサージェリーによるインプラント窩の形成／写真の部位はココ！

寄り道プチ知識

ドリリング時のガイド

より正確なインプラント窩の形成のために、サージカルガイド、メジャーなどを用いる場合があります。サージカルガイドには、コンピューターを利用したものもあります。

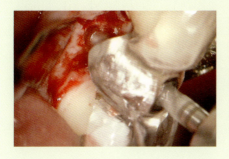 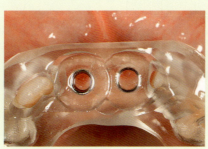 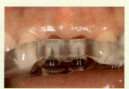

コンピューターでシミュレーションし、精密に作られたガイド。〈ナビゲーションガイド・iCAT社〉

3 最終ドリルによる形成

パイロットドリルによりインプラントの方向と深度が決定されたら、埋入するインプラント径の太さにまで、ドリリングで広げていきます。システムにより異なりますが、小さな径のドリルから大きなものを順次使用していくのが基本です。ドリリングのスピードもドリル径により順次遅くしていきます。

術者の器具の動き

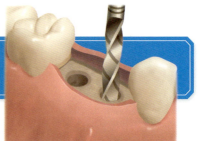

効率的にドリリングをするために、ポンピング動作で行います。ドリルを少し進めて戻してを繰り返し、少しずつ進めていきます。最終的にはインプラントのラフサーフェス上部が頰側の骨の高さになるよう埋入深度を合わせます。

ドリルの動きをCHECK！

写真の部位はココ！

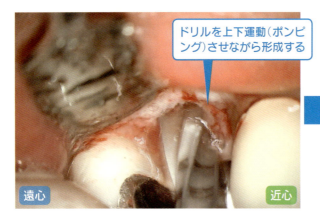

ドリルを上下運動（ポンピング）させながら形成する

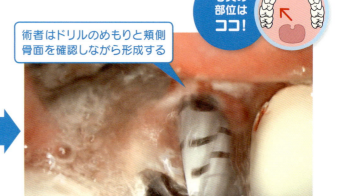

術者はドリルのめもりと頰側骨面を確認しながら形成する

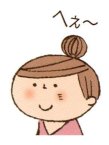

へぇ～

術者がよく使う器具とその特徴

スパイラルドリル

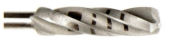

〈3.5mmスパイラルドリル・Straumann社〉

最終ドリル用のバー。システムによって直径と形状は異なるが、埋入されるインプラントの形状に合っている。刃物であるため、慎重な管理が求められる。

吸引と術野確保のポイント

① 最終ドリルによる形成がうまくいかないと、インプラントがしっかりと収まらなくなります。術者が集中できるようにサポートします。

② 視野やドリリングのじゃまにならないように、粘膜骨膜弁および頬粘膜や舌を確実に排除します。また最終的に頬側の骨の高さに埋入深度を合わせますので、特に頬側骨がよく見えるように排除します。

③ 火傷をさせないために滅菌生理食塩水の吸引は注意します。ただし、患者さんに不快感を与えないよう口腔内の貯留にも気を配り頻繁に吸引します。術者の視野のじゃまにならず、また吸引しすぎないように少し離れた場所にサクションチップを配置するとよいでしょう。

④ 骨が硬い場合は、ドリルがなかなか進まないこともあります。その際は注水に十分注意して吸引しないと火傷の原因になります。

⑤ 骨が薄い場合では、ドリルやバーで頬側の骨がはじき飛んでしまうことがあります。術者は頬側の骨の厚みを注意深く見ています。骨を透けてドリルが見えてくると要注意です。そしてアシスタントは、術者の視野を十分確保することが重要です。

ドリルと術野がよく見えるように！

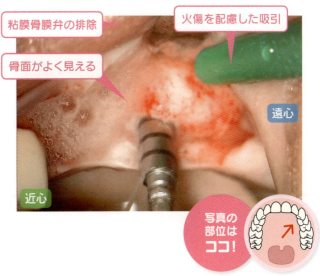

- 粘膜骨膜弁の排除
- 火傷を配慮した吸引
- 骨面がよく見える
- 遠心／近心
- 写真の部位はココ！

薄い骨に要注意！視野の十分な確保を！

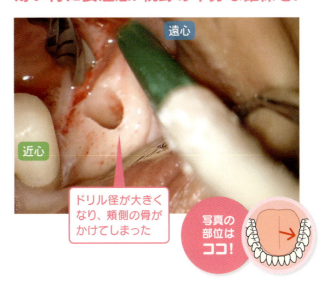

- 遠心／近心
- ドリル径が大きくなり、頬側の骨がかけてしまった
- 写真の部位はココ！

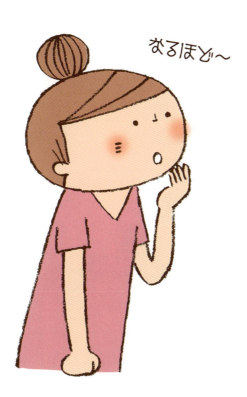

なるほど〜

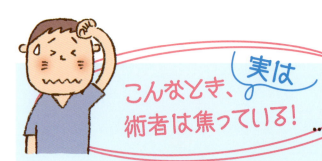

こんなとき、実は術者は焦っている！………だから、優秀な歯科衛生士が不可欠です！

ドリリングで上顎洞を穿孔！

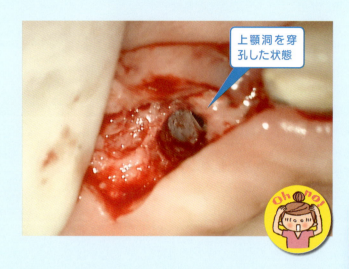

上顎洞を穿孔した状態

ドリリング時に起こるもっとも恐ろしいことは、骨外への穿孔です。ドリル深度を誤ったり、出血で排除が不十分で見えなかったりすることが原因です。穿孔により下顎管や上顎洞、下顎舌側を損傷し、重大な事態になることがあります。

このようなときは術者の指示に従ってください。くれぐれもサクションチップで穿孔部を触れることがないようにしてください。ガーゼで拭う場合も、歯科医師の指示が出てからです。さらに破ってしまうことがあります。また、このような事態を避けるためにも、アシスタントには骨面やドリルがつねに見えるよう注意して吸引・排除をしてほしいです。

寄り道プチ知識

術者がドリリング時に特に注意している部位

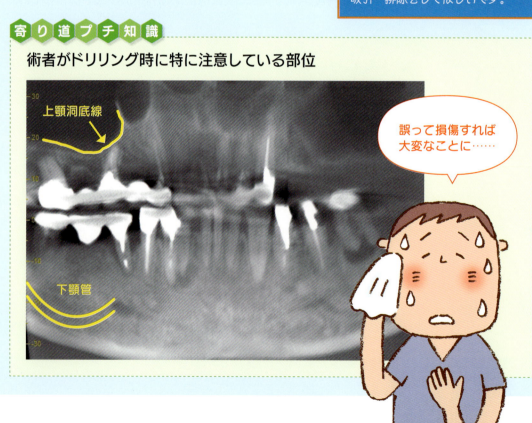

上顎洞底線

下顎管

誤って損傷すれば大変なことに……

PART 5

インプラントの埋入

インプラント窩が形成されたら、
インプラントをアンプルから取り出し、
滅菌状態で埋入します。
ラチェットまたはハンドピースで埋入します。
汚染させないことが重要なので、
埋入部位周囲に十分配慮します。

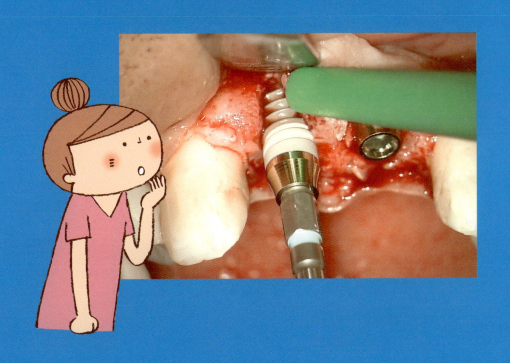

1 インプラントの挿入

インプラントをアンプルから取り出し、形成されたインプラント窩に埋入するステップです。インプラントの挿入・埋入・予定深度直前の埋入・埋入後に分けて紹介します。

術者の器具の動き

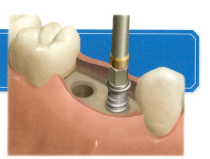

挿入ジグとラチェットを用いるか、あるいはハンドピースに挿入ジグを接続してインプラントを埋入します。インプラント窩に沿ってインプラントを挿入し、マイクロモーターを使って30rpmの回転数でゆっくりと埋入していきます。

挿入時の動きをCHECK！

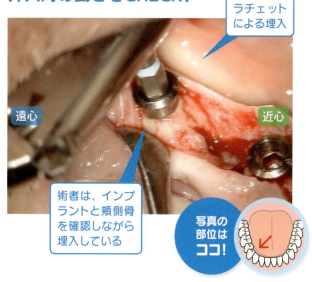

ラチェットによる埋入

遠心　近心

術者は、インプラントと頬側骨を確認しながら埋入している

写真の部位はココ！

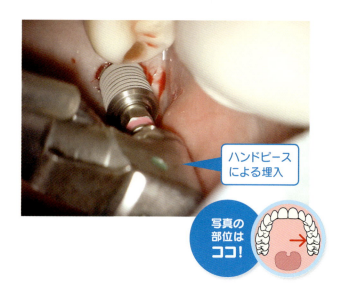

ハンドピースによる埋入

写真の部位はココ！

術者がよく使う器具とその特徴

インプラント

ラフサーフェス（灰色の部分）

純チタン製の生体材料で、骨と直接的な結合をし、機能負荷に長期に耐えられる人工歯根。表面は特殊加工（ラフサーフェス）がされており直接触らない。

ラチェット　〈ラチェット・Straumann社〉

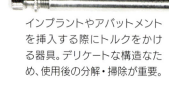

インプラントやアバットメントを挿入する際にトルクをかける器具。デリケートな構造なため、使用後の分解・掃除が重要。

分解して掃除ができる構造

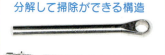

内筒と外筒を組み合わせて使う。

注意！

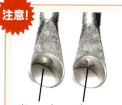

出ていない　出ている

ツメが出ていないと空回りするため、ツメが出ていることを確認する。

挿入ジグ

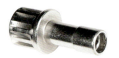

インプラントを把持する器具。インプラントをアンプルから取り出すときや、インプラント窩に挿入する際に用いる。
〈インプラント挿入ジグ・Straumann社〉

吸引と術野確保、器具受け渡し等のポイント

1. インプラントは極力清潔な状態で体内に設置したいので、インプラントに唾液や粘膜骨膜弁が触れないようにしっかりと排除します。
2. 下顎にインプラントを埋入する場合は、舌を排除しておきます。
3. 骨面の出血がじゃまにならないようにインプラント窩の入り口を吸引します。このとき、インプラント窩にサクションチップを挿入しないよう気をつけます。
4. インプラント体が骨に全部隠れた時点で血液の吸引を行い、埋入されたインプラントの位置、深度が確認できる状態を作ります。
5. 患者さんの開口状態が小さいとインプラントの埋入が困難です。大きく開けてもらうように声がけをします。インプラント埋入中には口を閉じないことも伝えておきます。必要であれば、顎をおさえます。さらに、舌でインプラント表面を舐めないことも伝えます。
6. 挿入ジグを使った細かい器具の受け渡しは、手と手で渡すことを極力避け、シャーレに入れて渡すなど器具が落下しない工夫をします。

頰側骨が見えるように！

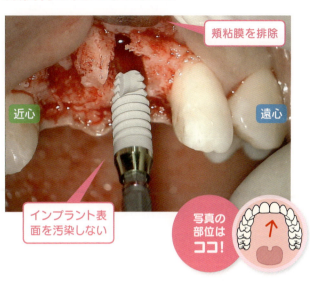

インプラント窩が見えるように！

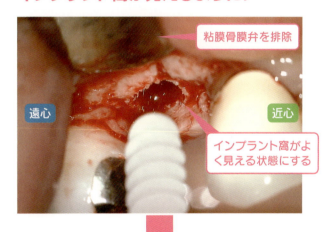

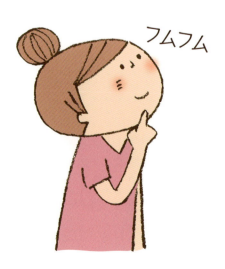

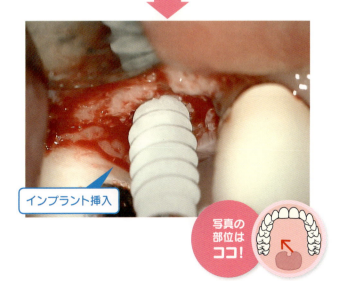

2 インプラントの埋入

術者の器具の動き

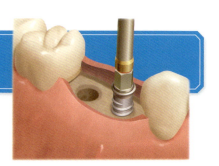

インプラントを予定埋入深度まで埋入していきます。途中、骨が硬いと完全に入りきらず止まったり(スタック)、骨が軟らかいと骨の内面が崩れグラグラ(スピナー)になったりするため、術者は慎重に埋入していきます。また、ラチェットでインプラントを埋入するときは、ラチェットと隣在歯で頬粘膜を挟まないよう気をつけます。

埋入時の動きをCHECK!

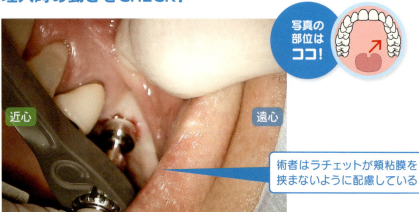

近心 / 遠心

写真の部位はココ!

術者はラチェットが頬粘膜を挟まないように配慮している

吸引と術野確保のポイント

インプラントに触れない!

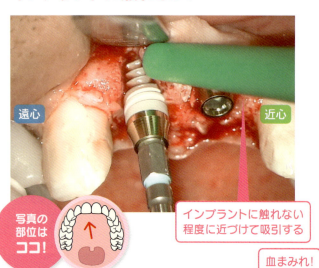

遠心 / 近心

写真の部位はココ!

インプラントに触れない程度に近づけて吸引する

血まみれ!

① 出血でインプラントが見えなくなることがあります。<mark>インプラントに直接触れない程度にサクションチップを近づけて表面を吸引します。特に金属製のサクションチップはインプラントに当たらないようにします。</mark>インプラント表面は反応に富む金属なので注意しないと金属汚染されてしまうため、プラスチック製のサクションチップが望ましいです。

② <mark>ラチェットと隣在歯で頬粘膜を挟まないために、術者の視野を遮らないよう頬粘膜を十分に排除します。</mark>その際は口角が擦れないように注意します。

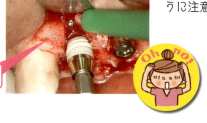

3 予定深度直前の埋入

術者の器具の動き

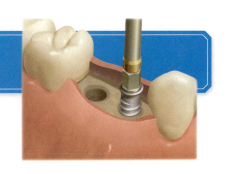

インプラントの予定埋入深度が近づいてきたら、インプラントと頬側骨との位置関係に注視しながら埋入します。最終的には、インプラントのラフサーフェス（表面の凸凹）の上部が頬側の骨の高さになるようにします。

埋入時の動きをCHECK！

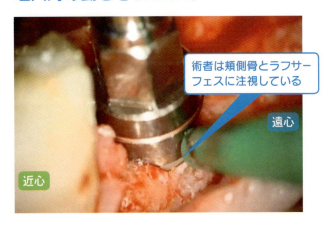

術者は頬側骨とラフサーフェスに注視している

近心／遠心

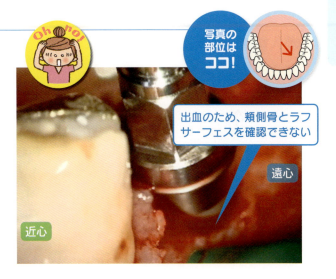

写真の部位はココ！

出血のため、頬側骨とラフサーフェスを確認できない

近心／遠心

吸引と術野確保のポイント

術者の視野を遮って見えない！

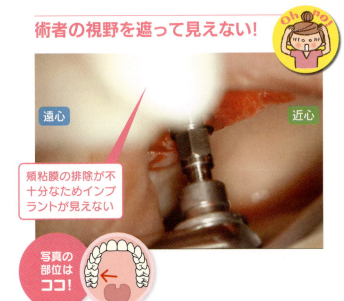

遠心／近心

頬粘膜の排除が不十分なためインプラントが見えない

写真の部位はココ！

① インプラントの予定埋入深度が近づいてきたら、しっかりと粘膜骨膜弁の排除と吸引を行い、ラフサーフェスの位置が確認できるようにします。インプラントと頬側骨との位置関係を確認できる状態にすることが重要です。
② サクションチップは、インプラントに触れないよう2〜3mm離したところから吸引します。

4 インプラントの埋入後

術者の器具の動き

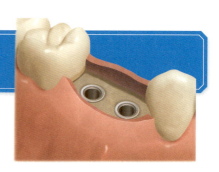

　埋入後、術者はしっかり骨にとどまっている状態であるか確認します（初期固定）。審美性を重視する場合には、サージカルガイドでインプラントの位置を確認します。補綴物より0〜4mmのところにインプラント上部が位置するのが理想的です。

埋入後の位置をCHECK！

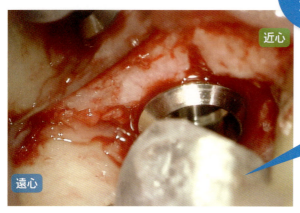

写真の部位はココ！

- 近心
- 遠心
- サージカルガイドを装着し、インプラントの位置を確認

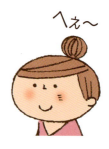
へぇ〜

吸引と術野確保のポイント

術者が確実に見えるように！

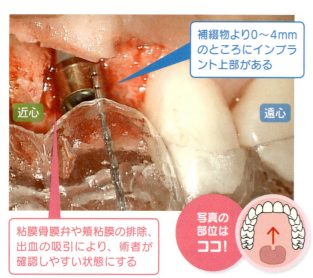

- 近心
- 遠心
- 補綴物より0〜4mmのところにインプラント上部がある
- 粘膜骨膜弁や頬粘膜の排除、出血の吸引により、術者が確認しやすい状態にする

写真の部位はココ！

❶ 埋入したインプラント上にサージカルガイドを装着するので、頬粘膜と粘膜骨膜弁を十分排除し、インプラント周囲の出血を吸引します。

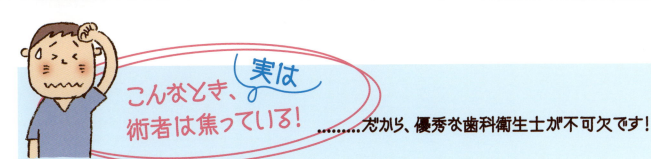

こんなとき、実は術者は焦っている！ ………だから、優秀な歯科衛生士が不可欠です！

インプラントが不潔域に落下！

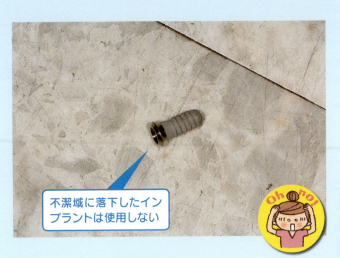

不潔域に落下したインプラントは使用しない

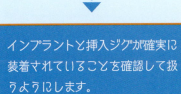

インプラントを挿入する際には、インプラントを口腔内に慎重に運びます。その際、挿入ジグとインプラントが十分に接続されずに落下することがあります。

インプラントと挿入ジグが確実に装着されていることを確認して扱うようにします。
不潔域に落下した場合は使用してはいけません。念のためにバックアップ用のインプラントを用意しておき、使用します。
なお、挿入ジグにつけるためにインプラントを把持しますが、チタン製のピンセットのみでしか直接触れることはできません。他の器具ではけっして直接触らないようにします。

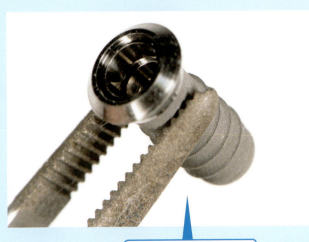

チタン製のピンセットのみが直接インプラントに触れることができる

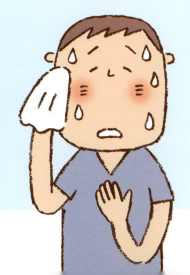

チームで気をつけましょう。ヒヤっとしますね〜。

PART 6

カバースクリュー／ヒーリングアバットメントの装着

インプラントの埋入後は、インプラントを封鎖します。
使用するキャップは、1回法手術と2回法手術で異なりますが、
いずれも小さいため誤飲に注意します。

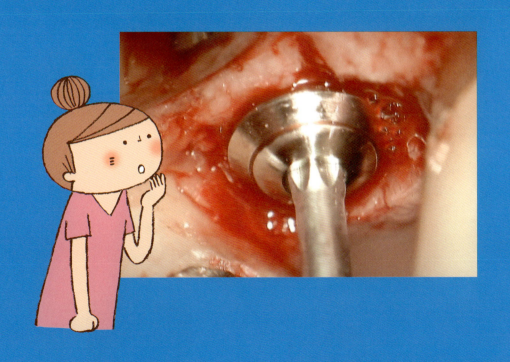

1 インプラント内部の封鎖

インプラント内部を封鎖するために、2回法手術の場合は、カバースクリューを装着します。1回法手術の場合は、インプラント周囲組織の治癒も目的としてヒーリングアバットメントを用い、口腔外に貫通した状態を作ります。

術者の器具の動き

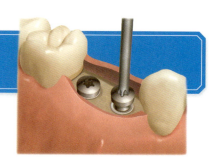

スクリュードライバーに、カバースクリューまたはヒーリングアバットメントを装着し、インプラントへと運びます。ゆっくりと手指で締めて、インプラントに隙間なく装着します。装着後、ドライバーを引き抜きます。

インプラント内部の封鎖時の動きをCHECK！

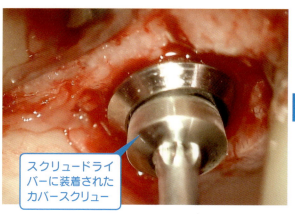

スクリュードライバーに装着されたカバースクリュー

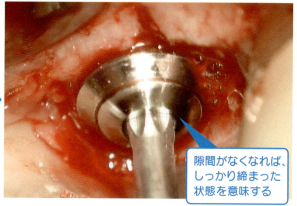

隙間がなくなれば、しっかり締まった状態を意味する

術者がよく使う器具とその特徴

スクリュードライバー

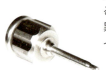

回転させて装着するための長さの異なる小さなドライバー。

〈スクリュードライバー・Sweden & Martina社〉

カバースクリュー

インプラント内部を封鎖するためのネジ。インプラント内部に収まり、2回法手術で用いられる。

〈封鎖スクリュー・Straumann社〉

スクリュードライバーを装着したカバースクリュー

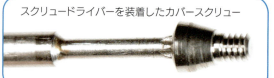

ヒーリングアバットメント

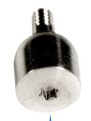

インプラント内部の封鎖とインプラント周囲組織の治癒を目的に用いられるアバットメント。1回法手術で用いられる。

〈ヒーリングキャップ・Straumann社〉

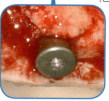

アバットメントは粘膜の高さに合わせて長さが決まる。

吸引と術野確保、誤飲防止のポイント

❶ インプラント内部に血液がないよう吸引しておきます。

❷ 粘膜骨膜弁がインプラント上に接しないように排除します。

❸ カバースクリューやドライバーが口腔内に落ちてしまうことがあります。そのときは誤飲しないように、すぐにサクションで吸い上げるか、ピンセットで拾います。また、すぐに患者さんの顔を傾けるなどの対応をします。アシスタントは、装着するまでサクションですぐに吸引できるように、あるいはピンセットを備えておくことも大切です。

❹ カバースクリューやドライバーの誤飲を防止するために、縫合糸やフロスを一時的につけたり、口腔内にガーゼを置いておいたりします（次ページ写真参照）。

血液があるから装着できない！

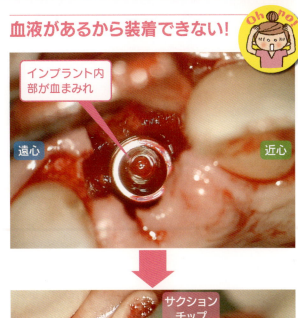

インプラント内部が血まみれ
遠心　近心

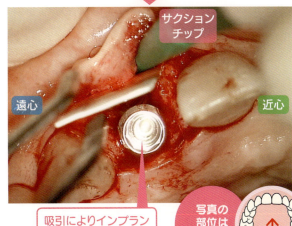

サクションチップ
遠心　近心
吸引によりインプラント内部に血液がない

写真の部位はココ！

フムフム
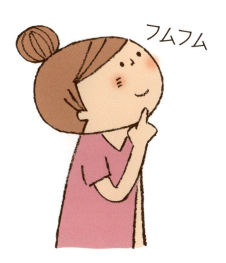

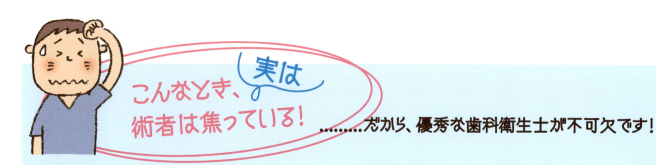

こんなとき、実は術者は焦っている！ ………だから、優秀な歯科衛生士が不可欠です！

カバースクリューが口腔内に落下！

カバースクリューやヒーリングアバットメント、スクリュードライバーは小さく、口腔内に落としてしまうことがあります。

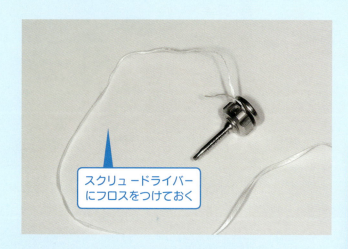

スクリュードライバーにフロスをつけておく

十分に視野を確保しないと落下物が見えず、誤飲させてしまう可能性がありますので注意します。もし誤飲した場合は、術者の指示に従って対応します。

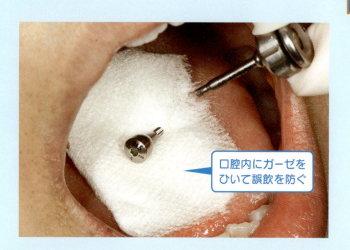

口腔内にガーゼをひいて誤飲を防ぐ

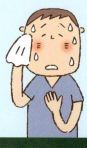

誤飲は確実に防ぎたいですね！

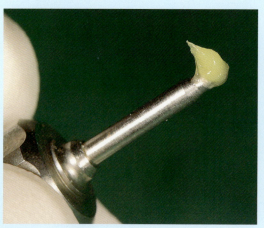
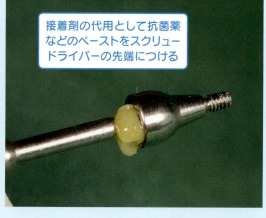

接着剤の代用として抗菌薬などのペーストをスクリュードライバーの先端につける

PART 7

縫合

縫合糸を用いて切開面を封鎖するステップです。
縫合針やはさみなどによる粘膜損傷を回避するためには
術野の視野確保が重要です。
また、縫合糸の切断でもアシスタントには注意が必要です。

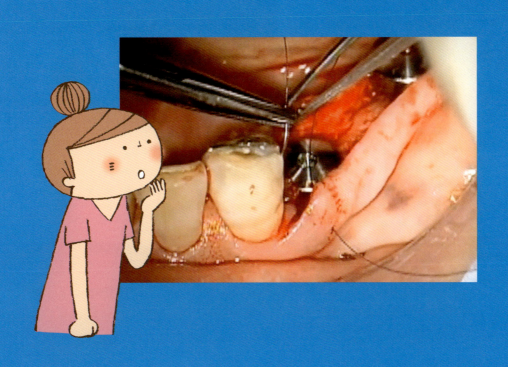

粘膜骨膜弁の縫合

縫合の目的は、創面の閉鎖による治癒です。できる限り創面を元の状態に戻すことで上皮同士が密着し、癒合して治ります。これが一次治癒です。しかし隙間があったりすると二次治癒となりインプラントに影響はありませんが、上皮のない部位はまず肉芽組織により治ります。その後、上皮が形成されます。なお縫合方法は、1回法手術と2回法手術で異なります。

術者の器具の動き

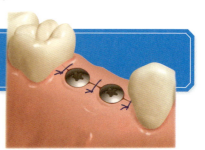

近心の歯間乳頭部から縫合を始めます。

① ピンセットで粘膜骨膜弁をやさしく把持し、頬側の創辺縁から3〜4mmぐらいの位置に縫合針を刺入します。縫合針を円状に回転させ、一度引き抜きます。

② 次に舌側（口蓋側）の粘膜骨膜弁の内側より外側に出します。その際、縫合糸の尾部を数cm残します。その後ループを形成し、頬舌側の両方の弁をあまりテンションをかけない状態で引き寄せます。頬・舌側の歯間乳頭が元の状態に戻っているのを確認し、再度ループを形成して完了します。

縫合針の動きをCHECK！

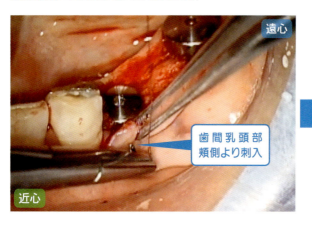

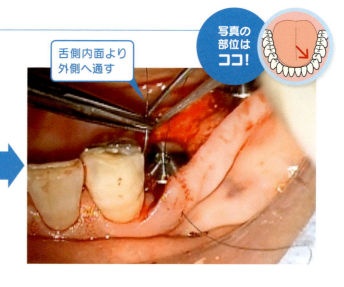

術者がよく使う器具とその特徴

ピンセット

粘膜骨膜弁を把持するために使用。有鉤と無鉤のピンセットがあり、術者によって異なる。

〈ティッシュプライヤーマイクロダイヤモンドダストDAPV 直 無鉤・Hu-Friedy社〉

持針器

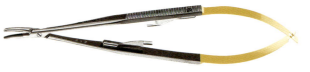

縫合針を把持するための器具。ヘガール、マチュー、カストロビージョなどのタイプがあり術者によって異なる。

〈パーマシャープ カストロビージョ 曲 5021・Hu-Friedy社〉

吸引と術野確保のポイント

❶ 術者は右手に持針器、左手にピンセットを把持しています。アシスタントは術野確保のために頬粘膜の排除を確実に行います。ただし縫う方向と逆に粘膜を排除する場合は、牽引しすぎると縫い目が裂けてしまうため注意が必要です。
❷ 下顎の場合、舌がじゃまになることもあるので、排除します。
❸ 刺入点部の出血を吸引します。
❹ 縫合で1つ目のループを形成した際に、粘膜骨膜弁の内面から出血し、縫合状態が見えないことがあります。すぐに吸引します。

頬粘膜排除を確実に！

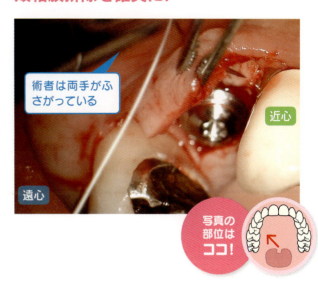

術者は両手がふさがっている

写真の部位はココ！

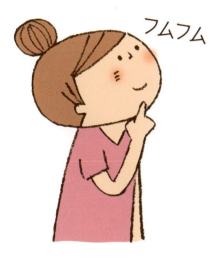

フムフム

素早く吸引！

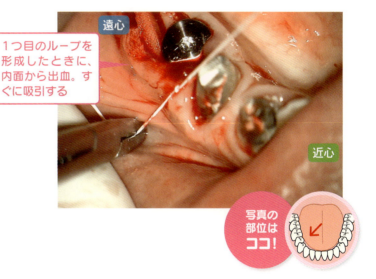

1つ目のループを形成したときに、内面から出血。すぐに吸引する

写真の部位はココ！

縫合糸

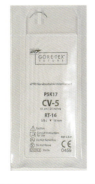
〈ゴアテックス縫合糸CV5・ゴアテックス社〉

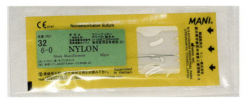
〈ナイロン縫合糸6-0・MANI社〉

縫合に使用する針と糸でナイロンやゴアテックスなどの合成素材の縫合糸が使われる。4-0〜6-0の太さの糸がよく用いられる。

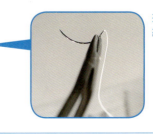
持針器による縫合針の把持

2 縫合糸の切断

縫合糸を切るだけですが、術部や糸の長さに注意して切断しなければいけません。

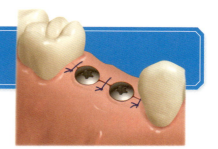

術者の器具の動き

1. 縫合完了後、術者は糸を引っ張り上げますので、アシスタントは数mm糸を残して切断します。初めの縫合は近心部、次にインプラント間中央、最後に遠心部と進みます。状況によっては細い糸を使用したり追加縫合することもあります。
2. 最後に粘膜骨膜弁を骨面に復位させ(粘膜骨膜弁を骨に圧接)、粘膜骨膜弁内部の出血を排除します。出血箇所がなければ終了です。

縫合針の動きをCHECK！

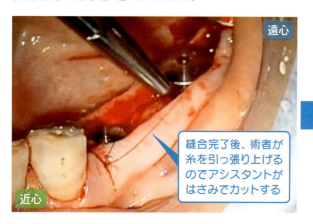

縫合完了後、術者が糸を引っ張り上げるのでアシスタントがはさみでカットする

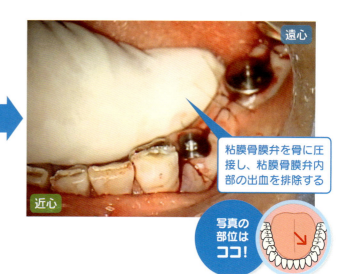

粘膜骨膜弁を骨に圧接し、粘膜骨膜弁内部の出血を排除する

写真の部位はココ！

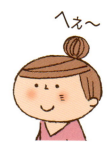

縫合糸切断のポイント

❶ 縫合した後には術者が縫合糸を引き上げます。必ず数mm残して（1cm未満）はさみで切断します。
❷ 切断後の縫合糸の切り端は、持針器またはピンセットで口腔内から取り除きます。

軟組織を傷つけずに糸をカット

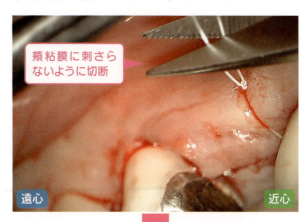
頬粘膜に刺さらないように切断
遠心／近心

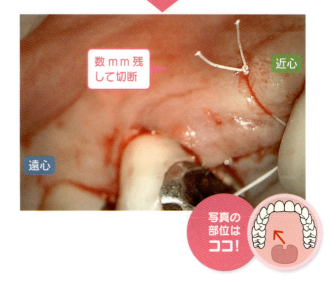
数mm残して切断
近心／遠心

写真の部位はココ！

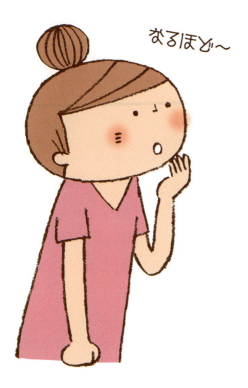
なるほど〜

アシスタントがよく使う器具とその特徴

はさみ

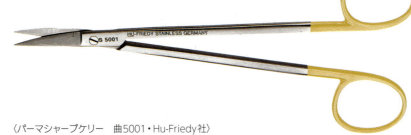

〈パーマシャープケリー 曲5001・Hu-Friedy社〉　　縫合糸を切るために使用する。

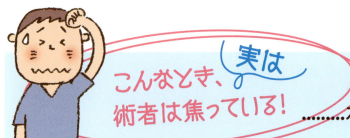

こんなとき、実は術者は焦っている！ ………だから、優秀な歯科衛生士が不可欠です！

縫合後、糸を短く切ってしまった！

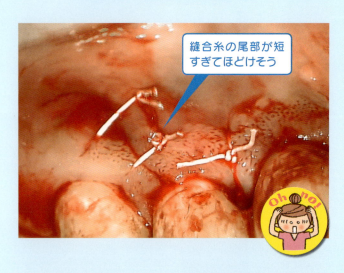

縫合糸の尾部が短すぎてほどけそう

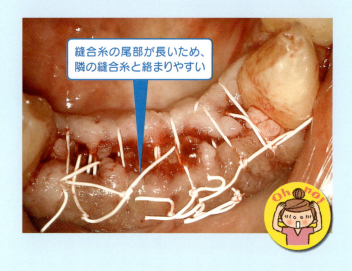

縫合糸の尾部が長いため、隣の縫合糸と絡まりやすい

縫合糸をはさみで切るときには、頬粘膜や舌に損傷を与えないように十分注意します。また、誤って縫合した糸を切らないようにしましょう。

縫合糸のカットを短くしすぎると術後にほどけることがあります。短いと縫合しなおすことになるので、数mmは残すようにします。逆に長く残しすぎた場合は、短く切ればよいので対応はできますが、長いことで他の縫合糸と絡まることもあります。カットには十分注意しましょう。

たかが糸されど糸……ですね！

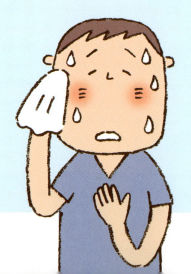

執筆者一覧

● 監修・執筆

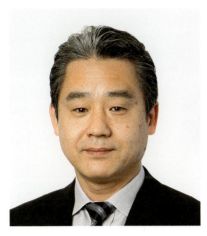

中島　康
なかじま歯科医院
歯科医師

● 執筆

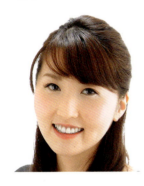

谷澤恵美
なかじま歯科医院　歯科衛生士
スタディグループTEAM Lisa 所属

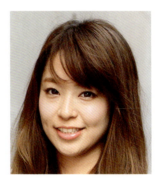

中尾友香
医療法人センヤ会センヤ歯科医院
歯科衛生士
スタディグループTEAM Lisa 所属

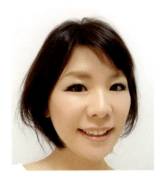

松浦美樹
醫療法人崇督會ヨシエ綜合歯科醫院
歯科衛生士
スタディグループTEAM Lisa 所属

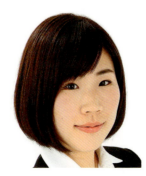

康永友香
山本歯科　歯科衛生士
スタディグループTEAM Lisa 所属

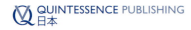

こんな歯科衛生士がほしかった！
インプラント術中アシスト　ベーシックテクニック

2018年3月10日　第1版第1刷発行

監　　著	中島　康
著　　者	谷澤恵美／中尾友香／松浦美樹／康永友香
協　　力	丸橋理沙
発　行　人	北峯康充
発　行　所	クインテッセンス出版株式会社 東京都文京区本郷3丁目2番6号　〒113-0033 クイントハウスビル　電話(03)5842-2270(代表) 　　　　　　　　　　(03)5842-2272(営業部) 　　　　　　　　　　(03)5842-2276(編集部) web page address　http://www.quint-j.co.jp/
印刷・製本	サン美術印刷株式会社

Ⓒ2018　クインテッセンス出版株式会社　　　　禁無断転載・複写
Printed in Japan　　　　　　　　　　　　落丁本・乱丁本はお取り替えします
ISBN978-4-7812-0608-0　C3047　　　　　定価はカバーに表示してあります